中医临证必背

南征 刘世林 编著

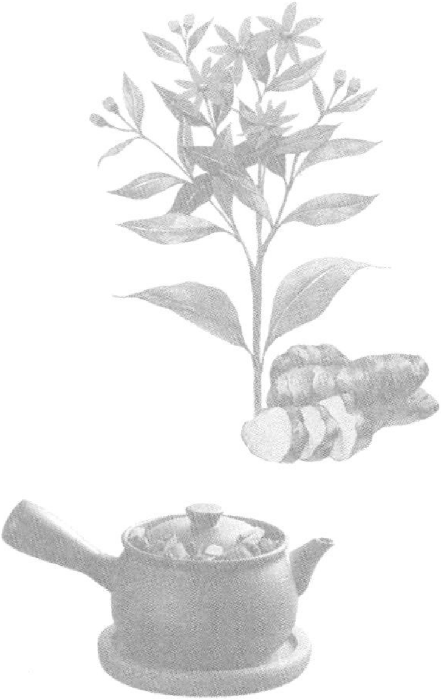

吉林科学技术出版社

图书在版编目（CIP）数据
中医临证必背 / 南征，刘世林编著. -- 长春 : 吉林科学技术出版社，2025. 8. -- ISBN 978-7-5744-2673-3
Ⅰ. R24
中国国家版本馆CIP数据核字第2025P5J417号

中医临证必背

ZHONGYI LINZHENG BIBEI

编　　著　南　征　刘世林
出 版 人　宛　霞
选题策划　端金香
责任编辑　张延明
助理编辑　练闽琼
封面设计　星客月客
制　　版　长春美印图文设计有限公司
幅面尺寸　130 mm×180 mm
开　　本　32
印　　张　6.75
字　　数　125千字
印　　数　1～3 000册
版　　次　2025年9月第1版
印　　次　2025年9月第1次印刷

出　　版　吉林科学技术出版社
发　　行　吉林科学技术出版社
地　　址　长春市福祉大路5788号出版大厦A座
邮　　编　130118
发行部电话/传真　0431-81629529　81629530　81629531
　　　　　　　　　81629532　81629533　81629534
储运部电话　0431-86059116
编辑部电话　0431-81629380
印　　刷　长春百花彩印有限公司

书　　号　ISBN 978-7-5744-2673-3
定　　价　25.00元

赠给南氏门下

流光可惜

戊戌 南征书於长春

不忘初心学会量心

下定决心读经典跟

明師多臨床努力練

成鉄杆真中醫

賀安技華甲

南征書於長春

南　序

《黄帝内经·素问·著至教论》曰："雷公对曰：诵而颇能解，解而未能别，别而未能明，明而未能彰，足以治群僚，不足治侯王。"

隋代杨上善《黄帝内经太素》曰："习道有五：一诵，二解，三别，四明，五彰。"

我们这里讲的"诵中医经典"，主要是指背诵重要经文，如《黄帝内经·素问·阴阳应象大论》曰，"阴阳者，天地之道也，万物之纲纪，变化之父母，生杀之本始，神明之府也"，这是阴阳应象大论的总纲；"善诊者，察色按脉，先别阴阳""故因其轻而扬之，因其重而减之，因其衰而彰之。形不足者温之以气，精不足者补之以味"，这是临证诊治的总纲。这些经文直接指导临床实践，必须背诵牢记。

《濒湖脉学》为明代李时珍撰于嘉靖四十三年（1564年）。全书用歌赋体形式，论述浮、沉、迟、数、滑、涩、虚、实等27种脉体形态、相类脉的鉴别和主病脉。内容切合临床实际，易于记诵，流传甚广，为初学者学习脉法之阶梯，更培养医者取象比类的思维方法。

《药性赋》一书首创寒、热、温、平四性分类法，以韵文赋体归纳中药的核心功效，将复杂药性提炼为朗朗上口的歌诀，成为后世中药学理论体系的重要参照。其分类体现了“阴阳平衡”的核心思想，如“寒药清热、热药温阳”，为辨证用药提供了基础框架。本书虽作者佚名，但考证为金元时期作品，反映了当时“药物归经”理论的发展，是研究金元时期药学理论的重要文献。

《药性歌括四百味》是明代医家龚廷贤所著，该书以四言韵文形式系统介绍400余味常用中药的性味、功能、主治，内容简明押韵，便于记忆，是中医药学习的重要启蒙读物。读者通过背诵牢记药物功效和配伍规律，临证时则更加得心应手。

《汤头歌诀》是清代汪昂撰写的医方著作，共一卷，刊于康熙三十三年（1694年）。书中选录中医常用方剂300余方，分功效为补益、发表、攻里、涌吐等20类，以七言歌诀的形式加以归纳和概括，并于每方附有简要注释，便于中医初学者习诵。其还列出了方剂药物组成、适应证、临证加减，方便医者在临床实践中作相应处理。

《十四经发挥》是元代著名医家滑寿所著的针灸学经典著作，全书共三卷，系统阐述了十四经脉理论，对后世针灸学发展影响深远。其内容结构，突破传统十二经脉理论框架，提升任督二脉理论地位，形成更完整的经络体系，成为后世针灸取穴的规范。该书图文结合，书中附有仰人、伏人尺寸图及十四经穴图，直观展示经络分布，开创了针灸教学可视化的先河。强调“凡治病不明经络脏腑，开口动手便是错”，推动针灸从经验疗法向理论化发展，奠定了针灸经络学的临床基础。

这些经典著作是连接古今中医药学者的纽带，通过代代相传的诵读学习，中医药的文化得以传承。然而，经调查显示现今中医学生能完整背诵《大医精诚》《〈伤寒论〉序》，理解“天人相应”哲学内涵者越来越少，这种文化断层问题已经十分严峻。没有文化底蕴的医学只是技术的堆砌，中医若失去其文化特质，将难以在现代医学服务体系中保持其主导独立价值和独特贡献。

从中医学术发展的可持续性来看，经典理论作为中医基础理论的重要载体，经典理论的边缘化将导致学术研究的基础不牢。真正的中医创新应当源于对经典的深刻理解与临床实践的紧密结合。

历代中医大家无一不是精通经典而又能灵活创新的典范。若新一代中医师普遍缺乏扎实的经典功底，中医学术的发展将面临“后继乏人”“后继乏术”的危机。

经典理论在当代中医教育中逐渐边缘化，如何恢复其应有的地位并赋予其新时代的生命力，是中医传承发展、守正创新的关键课题。

将《汤头歌诀》学习与临床实际相结合，能显著提高学生的方剂应用能力。学习《药性歌括四百味》的同时，采药、炮制、抓药、尝百草结合起来，帮助学生构建完整的中药知识体系。《濒湖脉学》的学习不应停留在课堂背诵，而应尽早与临床实践相结合。这种理论与实践紧密结合的方式，能够让学生切身感受经典的价值，激发学习动力，提升其运用经典理论解决实际问题的能力，促进经典学习在中医行业的复兴。

中医经典理论是中医药学的根基，承载了古人对生命、疾病和自然规律的深刻认知。学习经典不仅是继承医术，还是守护中华文化。

中医经典理论的背诵，如今的价值不仅在于“守正”，还在于“创新”。唯有扎根经典、紧扣临床，读经典、跟明师、多临床，明明白白做好铁杆真中医，才能让中医药在新时代焕发生机，实现从“中华瑰宝”到“健康中国”的跨越，最终完成振兴中华，创造中国新医药学的历史使命。

乙巳六月十五

南征于北战书屋

绪　论

不忘初心、学会量心、下定决心，读经典、跟明师、多临床，努力练就铁杆真中医！——南征

三心者，初心、量心、决心也；三行者，读、跟、临，即读经典、跟明师、多临床也。以“三心”立德，以“三行”立身，以“心”促“行”，心行合一，练就铁杆真中医！

人心好静，而欲牵之，初始之心，发于心底一念，不在于浮华。不忘初心，念兹在兹，方能在繁华落尽、铅华尽洗之后，依旧保持那般医者仁心，此为根本。量心而为则不悖，学会量心，师徒同心，医患共情。量心意寓良心，二者相得益彰，并行不悖。决心坚定功乃成，唯愿游医海，身疲心不改。所以下定决心、排除万难，慎行百里者半九十，复兴之路仍需奋斗！

读经典、跟明师、多临床，且勤求古训、博采众方、崇尚经典，方可融古贯今。诵读经典，学习古圣先贤的医道医术。紧跟明师，培养“医道本心”“明医铭心”的高尚医德。勤践临床，参悟“一则八法”综合诊疗的学术思想，做到“病为本，工为标”，标本兼治，治病必求于本。

道在前，术在后，唯有源头既充，活水不乏，方能练就铁杆真中医，成为中医文化的传承者、中医精神的捍卫者、中医生命的守护者！

南师门下口号：学习学习再学习，努力努力再努力，奋斗奋斗再奋斗！

编　者

2025 年 8 月

目　录

大医精诚…………………………………………………… 1
《伤寒论》序………………………………………………… 5
《濒湖脉学》歌诀…………………………………………… 9
《药性赋》………………………………………………… 37
《药性歌括四百味》歌括………………………………… 51
《汤头歌诀》……………………………………………… 97
《灵枢·经脉》经脉循行………………………………… 179
《十四经发挥》经穴歌…………………………………… 185
针灸特定穴位歌…………………………………………… 193
附　录……………………………………………………… 197

大医精诚

张湛曰："夫经方之难精，由来尚矣。"今病有内同而外异，亦有内异而外同，故五脏六腑之盈虚，血脉荣卫之通塞，固非耳目之所察，必先诊候以审之。而寸口关尺，有浮沉弦紧之乱；俞穴流注，有高下浅深之差；肌肤筋骨，有厚薄刚柔之异。唯用心精微者，始可与言于兹矣。今以至精至微之事，求之于至粗至浅之思，其不殆哉？若盈而益之，虚而损之，通而彻之，塞而壅之，寒而冷之，热而温之，是重加其疾，而望其生，吾见其死矣。故医方卜筮，艺能之难精者也，既非神授，何以得其幽微？世有愚者，读方三年，便谓天下无病可治；及治病三年，乃知天下无方可用。故学者必须博极医源，精勤不倦，不得道听途说，而言医道已了，深自误哉！

凡大医治病，必当安神定志，无欲无求，先发大慈恻隐之心，誓愿普救含灵之苦。若有疾厄来求救者，不得问其贵贱贫富，长幼妍媸，怨亲善友，华夷愚智，普同一等，皆如至亲之想，亦不得瞻前顾后，自虑吉凶，护惜身命。见彼苦恼，若己有之，深心凄怆，勿避险巇、昼夜、寒暑、饥渴、疲劳，一心赴救，无作功夫形迹之心。如此可为苍生大医，反此则是含灵巨贼。自古名贤治病，多用生命以济危急，虽曰贱畜贵人，至于爱命，人畜一也。损彼益己，物情同患，况于人乎！夫杀生求生，去生更远，吾今此方所以不用生命为药者，良由此也。其虻虫、水蛭之属，市有先死者，则市而用之，不在此例。只如鸡卵一物，以其混沌未分，必有大段要急之处，不得已隐忍而用之。能不用者，斯为大哲，亦所不及也。其有患疮痍、下痢，臭秽不可瞻视，人所恶见者，但发惭愧凄怜忧恤之意，不得起一念蒂芥之心，是吾之志也。

夫大医之体，欲得澄神内视，望之俨然，宽裕汪汪，不皎不昧。省病诊疾，至意深心；详察形候，纤毫勿失；处判针药，无得参差。虽曰病宜速救，要须临事不惑。唯当审谛覃思，不得于性命之上，率尔自逞俊快，邀射名誉，甚不仁矣！又到病家，纵绮罗满目，勿左右顾眄，丝竹凑耳，无得似有所娱，珍馐迭荐，食如无味，醽醁兼陈，看有若无。所以尔者，夫一人向隅，满堂不乐，而况病人苦楚，不离斯须。而医者安然欢娱，傲然自得，兹乃人神之所共耻，至人之所不为，斯盖医之本意也。

夫为医之法，不得多语调笑，谈谑喧哗，道说是非，议论人物，炫耀声名，訾毁诸医，自矜己德，偶然治瘥一病，则昂头戴面，而有自许之貌，谓天下无双，此医人之膏肓也。

老君曰："人行阳德，人自报之；人行阴德，鬼神报之。人行阳恶，人自报之；人行阴恶，鬼神害之。"寻此二途，阴阳报施，岂诬也哉？所以医人不得恃己所长，专心经略财物，但作救苦之心，于冥运道中，自感多福者耳。又不得以彼富贵，处以珍贵之药，令彼难求，自炫功能，谅非忠恕之道。志存救济，故亦曲碎论之，学者不可耻言之鄙俚也。

《伤寒论》序

论曰：余每览越人入虢之诊、望齐侯之色，未尝不慨然叹其才秀也。怪当今居世之士，曾不留神医药，精究方术，上以疗君亲之疾，下以救贫贱之厄，中以保身长全，以养其生，但竞逐荣势，企踵权豪，孜孜汲汲，惟名利是务，崇饰其末，忽弃其本，华其外而悴其内，皮之不存，毛将安附焉？卒然遭邪风之气，婴非常之疾，患及祸至，而方震栗，降志屈节，钦望巫祝，告穷归天，束手受败。赍百年之寿命，持至贵之重器，委付凡医，恣其所措。咄嗟呜呼！厥身已毙，神明消灭，变为异物，幽潜重泉，徒为啼泣，痛夫！举世昏迷，莫能觉悟，不惜其命，若是轻生，彼何荣势之云哉？而进不能爱人知人，退不能爱身知已，遇灾值祸，身居厄地，蒙蒙昧昧，惷若游魂。哀乎！趋世之士，驰竞浮华，不固根本，忘躯徇物，危若冰谷，至于是也！

余宗族素多，向余二百。建安纪年以来，犹未十稔，其死亡者，三分有二，伤寒十居其七。感往昔之沦丧，伤横夭之莫救，乃勤求古训，博采众方，撰用《素问》《九卷》《八十一难》《阴阳大论》《胎胪药录》，并平脉辨证，为《伤寒杂病论》，合十六卷。虽未能尽愈诸病，庶可以见病知源，若能寻余所集，思过半矣。

夫天布五行，以运万类，人禀五常，以有五脏，经络府俞，阴阳会通，玄冥幽微，变化难极。自非才高识妙，岂能探其理致哉！上古有神农、黄帝、岐伯、伯高、雷公、少俞、少师、仲文，中世有长桑、扁鹊，汉有公乘阳庆及仓公。下此以往，未之闻也。观今之医，不念思求经旨，以演其所知，各承家技，终始顺旧。省疾问病，务在口给，相对斯须，便处汤药。按寸不及尺，握手不及足，人迎趺阳，三部不参；动数发息，不满五十。短期未知决诊，九候曾无仿佛；明堂阙庭，尽不见察。所谓窥管而已。夫欲视死别生，实为难矣！

孔子云：生而知之者上，学则亚之。多闻博识，知之次也。余宿尚方术，请事斯语。

*注：本文为《伤寒杂病论序》，“《伤寒论》序”为后世医家习称，特此说明。

《濒湖脉学》歌诀

1. 浮（阳）

体状诗

浮脉惟从肉上行，如循榆荚似毛轻。
三秋得令知无恙，久病逢之却可惊。

相类诗

浮如木在水中浮，浮大中空乃是芤。
拍拍而浮是洪脉，来时虽盛去悠悠。
浮脉轻平似捻葱，虚来迟大豁然空。
浮而柔细方为濡，散似杨花无定踪。

主病诗

浮脉为阳表病居，迟风数热紧寒拘。
浮而有力多风热，无力而浮是血虚。
寸浮头痛眩生风，或有风痰聚在胸。
关上土衰兼木旺，尺中溲便不流通。

2. 沉（阴）

体状诗

水行润下脉来沉，筋骨之间耎滑匀。
女子寸兮男子尺，四时如此号为平。

相类诗

沉帮筋骨自调匀，伏则推筋着骨寻。
沉细如绵真弱脉，弦长实大是牢形。

主病诗

沉潜水蓄阴经病，数热迟寒滑有痰。
无力而沉虚与气，沉而有力积并寒。
寸沉痰郁水停胸，关主中寒痛不通。
尺部浊遗并泄痢，肾虚腰及下元痌。

3. 迟（阴）

体状诗

迟来一息至惟三，阳不胜阴气血寒。
但把浮沉分表里，消阴须益火之原。

相类诗

脉来三至号为迟，小駃于迟作缓持。
迟细而难知是涩，浮而迟大以虚推。

主病诗

迟司脏病或多痰，沉痼癥瘕仔细看。
有力而迟为冷痛，迟而无力定虚寒。
寸迟必是上焦寒，关主中寒痛不堪。
尺是肾虚腰脚重，溲便不禁疝牵丸。

4. 数（阳）

体状诗

数脉息间常六至，阴微阳盛必狂烦。
浮沉表里分虚实，惟有儿童作吉看。

相类诗

数比平人多一至，紧来如数似弹绳。
数而时止名为促，数见关中动脉形。

主病诗

数脉为阳热可知，只将君相火来医。
实宜凉泻虚温补，肺病秋深却畏之。
寸数咽喉口舌疮，吐红咳嗽肺生疡。
当关胃火并肝火，尺属滋阴降火汤。

5. 滑（阳中阴）

体状相类诗

滑脉如珠替替然，往来流利却还前。
莫将滑数为同类，数脉惟看至数间。

主病诗

滑脉为阳元气衰，痰生百病食生灾。
上为吐逆下蓄血，女脉调时定有胎。
寸滑膈痰生呕吐，吞酸舌强或咳嗽。
当关宿食肝脾热，渴痢㿉淋看尺部。

6. 涩（阴）

体状诗

细迟短涩往来难，散止依稀应指间。
如雨沾沙容易散，病蚕食叶慢而艰。

相类诗

参伍不调名曰涩，轻刀刮竹短而难。
微似秒芒微耎甚，浮沉不别有无间。

主病诗

涩缘血少或伤精，反胃亡阳汗雨淋。
寒湿入营为血痹，女人非孕即无经。
寸涩心虚痛对胸，胃虚胁胀察关中。
尺为精血俱伤候，肠结溲淋或下红。

7. 虚（阴）

体状相类诗

举之迟大按之松，脉状无涯类谷空。
莫把芤虚为一例，芤来浮大似慈葱。

主病诗

脉虚身热为伤暑，自汗怔忡惊悸多。
发热阴虚须早治，养营益气莫蹉跎。
血不荣心寸口虚，关中腹胀食难舒。
骨蒸痿痹伤精血，却在神门两部居。

8. 实（阳）

体状诗

浮沉皆得大而长，应指无虚愊愊强。
热蕴三焦成壮火，通肠发汗始安康。

相类诗

实脉浮沉有力强，紧如弹索转无常。
须知牢脉帮筋骨，实大微弦更带长。

主病诗

实脉为阳火郁成，发狂谵语吐频频。
或为阳毒或伤食，大便不通或气疼。
寸实应知面热风，咽疼舌强气填胸。
当关脾热中宫满，尺实腰肠痛不通。

9. 长（阳）

体状相类诗

过于本位脉名长，弦则非然但满张。
弦脉与长争较远，良工尺度自能量。

主病诗

长脉迢迢大小匀，反常为病似牵绳。
若非阳毒癫痫病，即是阳明热势深。

10. 短（阴）

体状相类诗

两头缩缩名为短，涩短迟迟细且难。
短涩而浮秋喜见，三春为贼有邪干。

主病诗

短脉惟于尺寸寻，短而滑数酒伤神。
浮为血涩沉为痞，寸主头疼尺腹疼。

11. 洪（阳）

体状诗

脉来洪盛去还衰，满指滔滔应夏时。
若在春秋冬月分，升阳散火莫狐疑。

相类诗

洪脉来时拍拍然，去衰来盛似波澜。
欲知实脉参差处，举按弦长愊愊坚。

主病诗

脉洪阳盛血应虚，相火炎炎热病居。
胀满胃翻须早治，阴虚泄痢可愁如。
寸洪心火上焦炎，肺脉洪时金不堪。
肝火胃虚关内察，肾虚阴火尺中看。

12. 微（阴）

体状相类诗

微脉轻微潎潎乎，按之欲绝有如无。
微为阳弱细阴弱，细比于微略较粗。

主病诗

气血微兮脉亦微，恶寒发热汗淋漓。
男为劳极诸虚候，女作崩中带下医。
寸微气促或心惊，关脉微时胀满形。
尺部见之精血弱，恶寒消瘅痛呻吟。

13. 紧（阳）

体状诗

举如转索切如绳，脉象因之得紧名。
总是寒邪来作寇，内为腹痛外身疼。

相类诗

见弦、实脉。

主病诗

紧为诸痛主于寒，喘咳风痫吐冷痰。
浮紧表寒须发越，紧沉温散自然安。
寸紧人迎气口分，当关心腹痛沉沉。
尺中有紧为阴冷，定是奔豚与疝疼。

14. 缓（阴）

体状诗

缓脉阿阿四至通，柳梢袅袅飐轻风。
欲从脉里求神气，只在从容和缓中。

相类诗

见迟脉。

主病诗

缓脉营衰卫有余，或风或湿或脾虚。
上为项强下痿痹，分别浮沉大小区。
寸缓风邪项背拘，关为风眩胃家虚。
神门濡泄或风秘，或是蹒跚足力迂。

15. 芤（阳中阴）

体状诗

芤形浮大耎如葱，按之旁有中央空。
火犯阳经血上溢，热侵阴络下流红。

相类诗

中空旁实乃为芤，浮大而迟虚脉呼。
芤更带弦名曰革，血亡芤革血虚虚。

主病诗

寸芤积血在于胸，关里逢芤肠胃痈。
尺部见之多下血，赤淋红痢漏崩中。

16. 弦（阳中阴）

体状诗

弦脉迢迢端直长，肝经木旺土应伤。
怒气满胸常欲叫，翳蒙瞳子泪淋浪。

相类诗

弦来端直似丝弦，紧则如绳左右弹。
紧言其力弦言象，牢脉弦长沉伏间。

主病诗

弦应东方肝胆经，饮痰寒热疟缠身。
浮沉迟数须分别，大小单双有重轻。
寸弦头痛膈多痰，寒热癥瘕察左关。
关右胃寒心腹痛，尺中阴疝脚拘挛。

17. 革（阴）

体状诗

革脉形如按鼓皮，芤弦相合脉寒虚。
女人半产并崩漏，男子营虚或梦遗。

相类诗

见芤、牢脉。

18. 牢（阴中阳）

体状相类诗

弦长实大脉牢坚，牢位常居沉伏间。
革脉芤弦自浮起，革虚牢实要详看。

主病诗

寒则牢坚里有余，腹心寒痛木乘脾。
疝㿗癥瘕何愁也，失血阴虚却忌之。

19. 濡（阴）。即耎字

体状诗

濡形浮细按须轻，水面浮绵力不禁。
病后产中犹有药，平人若见是无根。

相类诗

浮而柔细知为濡，沉细而柔作弱持。
微则浮微如欲绝，细来沉细近于微。

主病诗

濡为亡血阴虚病，髓海丹田暗已亏。
汗雨夜来蒸入骨，血山崩倒湿侵脾。
寸濡阳微自汗多，关中其奈气虚何。
尺伤精血虚寒甚，温补真阴可起疴。

20. 弱（阴）

体状诗

弱来无力按之柔，柔细而沉不见浮。
阳陷入阴精血弱，白头犹可少年愁。

相类诗

见濡脉。

主病诗

弱脉阴虚阳气衰，恶寒发热骨筋痿。
多惊多汗精神减，益气调营急早医。
寸弱阳虚病可知，关为胃弱与脾衰。
欲求阳陷阴虚病，须把神门两部推。

21. 散（阴）

体状诗

散似杨花散漫飞，去来无定至难齐。
产为生兆胎为堕，久病逢之不必医。

相类诗

散脉无拘散漫然，濡来浮细水中绵。
浮而迟大为虚脉，芤脉中空有两边。

主病诗

左寸怔忡右寸汗，溢饮左关应耎散。
右关耎散胻肿胕，散居两尺魂应断。

22. 细（阴）

体状诗

细来累累细如丝，应指沉沉无绝期。
春夏少年俱不利，秋冬老弱却相宜。

相类诗

见微、濡脉。

主病诗

细脉萦萦血气衰，诸虚劳损七情乖。
若非湿气侵腰肾，即是伤精汗泄来。
寸细应知呕吐频，入关腹胀胃虚形。
尺逢定是丹田冷，泄痢遗精号脱阴。

23. 伏（阴）

体状诗

伏脉推筋著骨寻，指间裁动隐然深。
伤寒欲汗阳将解，厥逆脐疼证属阴。

相类诗

见沉脉。

主病诗

伏为霍乱吐频频，腹痛多缘宿食停。
蓄饮老痰成积聚，散寒温里莫因循。
食郁胸中双寸伏，欲吐不吐常兀兀。
当关腹痛困沉沉，关后疝疼还破腹。

24. 动（阳）

体状诗

动脉摇摇数在关，无头无尾豆形团。
其原本是阴阳搏，虚者摇兮胜者安。

主病诗

动脉专司痛与惊，汗因阳动热因阴。
或为泄痢拘挛病，男子亡精女子崩。

25. 促（阳）

体状诗

促脉数而时一止，此为阳极欲亡阴。
三焦郁火炎炎盛，进必无生退可生。

相类诗

见代脉。

主病诗

促脉惟将火病医，其因有五细推之。
时时喘咳皆痰积，或发狂斑与毒疽。

26. 结（阴）

体状诗

结脉缓而时一止，独阴偏胜欲亡阳。
浮为气滞沉为积，汗下分明在主张。

相类诗

见代脉。

主病诗

结脉皆因气血凝，老痰结滞苦沉吟。
内生积聚外痈肿，疝瘕为殃病属阴。

27. 代（阴）

体状诗

动而中止不能还，复动因而作代看。
病者得之犹可疗，平人却与寿相关。

相类诗

数而时止名为促，缓止须将结脉呼。
止不能回方是代，结生代死自殊涂。

主病诗

代脉元因脏气衰，腹痛泄痢下元亏。
或为吐泻中宫病，女子怀胎三月兮。

《药性赋》

寒 性

诸药赋性，此类最寒。

犀角解乎心热，羚羊清乎肺肝。

泽泻利水通淋而补阴不足，海藻散瘿破气而治疝何难。

闻之菊花能明目而清头风，射干疗咽闭而消痈毒。

薏苡理脚气而除风湿，藕节消瘀血而止吐衄。

瓜蒌子下气润肺喘兮，又且宽中；

车前子止泻利小便兮，尤能明目。

是以黄柏疮用，兜铃嗽医。

地骨皮有退热除蒸之效，薄荷叶宜消风清肿之施。

宽中下气，枳壳缓而枳实速也；

疗肌解表，干葛先而柴胡次之。

百部治肺热，咳嗽可止；

栀子凉心肾，鼻衄最宜。

玄参治结热毒痈，清利咽膈；

升麻消风热肿毒，发散疮痍。

尝闻腻粉抑肺而敛肛门，金箔镇心而安魂魄。

茵陈主黄疸而利水，瞿麦治热淋之有血。

朴硝通大肠，破血而止痰癖；

石膏治头痛，解肌而消烦渴。

前胡除内外之痰实；滑石利六腑之涩结。

天门冬止嗽，补血涸而润肝心；

麦门冬清心，解烦渴而除肺热。

又闻治虚烦、除哕呕，须用竹茹；

通秘结、导瘀血，必资大黄。

宣黄连治冷热之痢，又厚肠胃而止泻；

淫羊藿疗风寒之痹，且补阴虚而助阳。

茅根止血与吐衄；石韦通淋于小肠。

熟地黄补血，且疗虚损；生地黄宣血，更医眼疮。

赤芍药破血而疗腹痛，烦热亦解；

白芍药补虚而生新血，退热尤良。

若乃消肿满、逐水于牵牛；除毒热杀虫于贯众。

金铃子治疝气而补精血，萱草根治五淋而消乳肿。

侧柏叶治血山崩漏之疾，香附子理血气妇人之用。

地肤子利膀胱，可洗皮肤之风；

山豆根解热毒，能止咽喉之痛。

白鲜皮去风、治筋弱，而疗足顽痹；

旋覆花明目、治头风，而消痰嗽壅。

又况荆芥穗清头目便血，疏风散疮之用；

瓜蒌根疗黄疸毒痈，消渴解痰之忧。

地榆疗崩漏，止血止痢；

昆布破疝气，散瘿散瘤。

疗伤寒、解虚烦，淡竹叶之功倍；

除结气、破瘀血，牡丹皮之用同。

知母止嗽而骨蒸退，牡蛎涩精而虚汗收。

贝母清痰，止咳嗽而利心肺；桔梗下气，利胸膈而治咽喉。

若夫黄芩治诸热，兼主五淋；

槐花治肠风，亦医痔痢。

常山理痰结而治温疟，葶苈泻肺热而通水气。

此六十六种药性之寒，又当考《图经》以博其所治，观夫方书以参其所用焉，其庶几矣。

热　性

药有温热，又当审详。

欲温中以荜茇，用发散以生姜。

五味子止嗽痰，且滋肾水；

腽肭脐疗痨瘵，更壮元阳。

原夫川芎祛风湿，补血清头；

续断治崩漏，益筋强脚。

麻黄表汗以疗咳逆，韭子助阳而医白浊。

川乌破积，有消痰治风痹之功；

天雄散寒，为去湿助阳精之药。

观夫川椒达下；干姜温中。

胡芦巴治虚冷之疝气；生卷柏破癥瘕而血通。

白术消痰壅，温胃，兼止吐泻；

菖蒲开心气，散冷，更治耳聋。

丁香快脾胃而止吐逆，良姜止心气痛之攻冲。

肉苁蓉填精益肾，石硫黄暖胃驱虫。

胡椒主去痰而除冷，秦椒主攻痛而祛风。

吴茱萸疗心腹之冷气，灵砂定心脏之怔忡。

盖夫散肾冷、助脾胃，须荜澄茄；
疗心痛、破积聚，用蓬莪术。
缩砂止吐泻安胎，化酒食之剂；
附子疗虚寒反胃，壮元阳之方。
白豆蔻治冷泻，疗痈止痛于乳香；
红豆蔻止吐酸，消血杀虫于干漆。
岂不知鹿茸生精血，腰脊崩漏之均补；
虎骨壮筋骨，寒湿毒风之并祛。
檀香定霍乱，而心气之痛愈；
鹿角秘精髓，而腰脊之痛除。
消肿益血于米醋；下气散寒于紫苏。
扁豆助脾，则酒有行药破结之用；
麝香开窍，则葱为通中发汗之需。
尝观五灵脂治崩漏，理血气之刺痛；
麒麟竭止血出，疗金疮之伤折。
麋茸壮阳以助肾；当归补虚而养血。
乌贼骨止带下，且除崩漏目翳；
鹿角胶住血崩，能补虚羸劳绝。
白花蛇治瘫痪，除风痒之癣疹；
乌梢蛇疗不仁，去疮疡之风热。
乌药有治冷气之理，禹余粮乃疗崩漏之因。

巴豆利痰水，能破寒积；
独活疗诸风，不论新久。
山茱萸治头晕遗精之药；白石英医咳嗽吐脓之人。
厚朴温胃而去呕胀，消痰亦验；
肉桂行血而疗心痛，止汗如神。
是则鲫鱼有温胃之功；代赭乃镇肝之剂。
沉香下气补肾，定霍乱之心痛；
橘皮开胃祛痰，导壅滞之逆气。
此六十二种药性之热，又当博《本草》而取治焉。

*注：本书中所录中药、方剂等因尊重原著，仍含有犀牛和虎制品等，现已禁用，临证用药时请严格遵守《中华人民共和国野生动物保护法》《中华人民共和国药典》等法律法规。

温 性

温药总括，医家素谙。
木香理乎气滞；半夏主于湿痰。
苍术治目盲，燥脾去湿宜用；
萝卜去膨胀，下气制面尤堪。
况夫钟乳粉补肺气，兼疗肺虚；
青盐治腹痛，且滋肾水。
山药而腰湿能医；阿胶而痢嗽皆止。
赤石脂治精浊而止泻，兼补崩中；
阳起石暖子宫以壮阳，更疗阴痿。
诚以紫菀治嗽，防风祛风。
苍耳子透脑止涕，威灵仙宣风通气。
细辛去头风，止嗽而疗齿痛；
艾叶治崩漏，安胎而医痢红。
羌活明目驱风，除湿毒肿痛；
白芷止崩治肿，疗痔漏疮痈。
若乃红蓝花通经，治产后恶血之余；
刘寄奴散血，疗烫火金疮之苦。

减风湿之痛，则茵芋叶；疗折伤之症，则骨碎补。

藿香叶辟恶气而定霍乱；草果仁温脾胃而止呕吐。

巴戟天治阴疝白浊，补肾尤兹；

延胡索理气痛血凝，调经有助。

尝闻款冬花润肺，祛痰嗽以定喘；

肉豆蔻温中，止霍乱而助脾。

抚芎走经络之痛；何首乌治疮疥之资。

姜黄能下气，破恶血之积；

防己宜消肿，去风湿之施。

藁本除风，主妇人阴痛之用；

仙茅益肾，扶元气虚弱之衰。

乃曰破故纸温肾，补精髓与劳伤；

宣木瓜入肝，疗脚气并水肿。

杏仁润肺燥止嗽之剂；茴香治疝气肾痛之用。

诃子生精止渴，兼疗滑泄之疴；

秦艽攻风逐水，又除肢节之痛。

槟榔豁痰而逐水，杀寸白虫；

杜仲益肾而添精，去腰膝重。

当知紫石英疗惊悸崩中之疾；橘核仁治腰痛疝气之瘨。

金樱子兮涩遗精；紫苏子兮下气涎。

淡豆豉发伤寒之表；大小蓟除诸血之鲜。

益智安神，治小便之频数；

麻仁润肺，利六腑之燥坚。

抑又闻补虚弱，排疮脓，莫若黄芪；

强腰脚，壮筋骨，无如狗脊。

菟丝子补肾以明目；马蔺花治疝而有益。

此五十四种药性之温，更宜参《图经》，而默识也。

平　性

详论药性，平和惟在。

以硇砂而去积；用龙齿以安魂。

青皮快膈除臌胀，且利脾胃；

芡实益精治白浊，兼补真元。

原夫木贼草去目翳，崩漏亦医；

花蕊石治金疮，血行则却。

决明和肝气，治眼之剂；

天麻主头眩，祛风之药。

甘草和诸药而解百毒，盖以性平；

石斛平胃气而补肾虚，更医脚弱。

观夫商陆治肿，覆盆益精。

琥珀安神而破血；朱砂镇心而有灵。

牛膝强足补精，兼疗腰痛；

龙骨止汗住泄，更治血崩。

甘松理风气而痛止；蒺藜疗风疮而目明。

人参润肺宁心，开脾助胃；

蒲黄止崩治衄，消瘀调经。

岂不以南星醒脾，去惊风痰吐之忧；

三棱破积，除血块气滞之症。

没食主泄泻而神效；皂角治风痰而响应。

桑螵蛸疗遗精之泄；鸭头血医水肿之盛。

蛤蚧治劳嗽，牛蒡子疏风壅之痰。

全蝎主风瘫，酸枣仁去怔忡之病。

尝闻桑寄生益血安胎，且止腰痛；

大腹子去膨下气，亦令胃和。

小草、远志具有宁心之妙；

木通、猪苓尤为利水之多。

莲肉有清心醒脾之用；没药乃治疮散血之科。

郁李仁润肠宣水，去浮肿之疾；

茯神宁心益智，除惊悸之疴。

白茯苓补虚劳，多在心脾之有眚；

赤茯苓破结血，独利水道以无毒。

因知麦芽有助脾化食之功，小麦有止汗养心之力。

白附子去面风之游走，大腹皮治水肿之泛溢。

椿根白皮主泻血，桑根白皮主喘息。

桃仁破瘀血，兼治腰痛；神曲健脾胃，而进饮食。

五加皮坚筋骨以立行；柏子仁养心神而有益。

抑又闻安息香辟恶，且止心腹之痛；

冬瓜仁醒脾，实为饮食之资。

僵蚕治诸风之喉闭，百合敛肺功之嗽痿。

赤小豆解热毒，疮肿宜用；

枇杷叶下逆气，哕呕可医。

连翘排疮脓与肿毒；石楠叶利筋骨与毛皮。

谷芽养脾；阿魏除邪气而破积；

紫河车补血；大枣和药性以开脾。

然而鳖甲治劳疟，兼破癥瘕；

龟甲坚筋骨，更疗崩疾。

乌梅主便血疟痢之用；竹沥治中风声音之失。

此六十八种平和之药，更宜参《本草》，而求其详悉也。

《药性歌括四百味》歌括

诸药之性，各有其功，温凉寒热，补泻宜通。
君臣佐使，运用于衷，相反畏恶，立见吉凶。

1. 人参

人参味甘，大补元气，
止渴生津，调营养卫。

2. 黄芪

黄芪性温，收汗固表，
托疮生肌，气虚莫少。

3. 白术

白术甘温，健脾强胃，
止泻除湿，兼祛痰痞。

4. 茯苓

茯苓味淡，渗湿利窍，
白化痰涎，赤通水道。

5. 甘草

甘草甘温，调和诸药，
炙则温中，生则泻火。

6. 当归

当归甘温，生血补心，
扶虚益损，逐瘀生新。

7. 白芍

白芍酸寒，能收能补，
泻痢腹痛，虚寒勿与。

8. 赤芍

赤芍酸寒，能泻能散，
破血通经，产后勿犯。

9. 生地

生地微寒，能消温热，
骨蒸烦劳，养阴凉血。

10. 熟地

熟地微温，滋肾补血，
益髓填精，乌须黑发。

11. 麦门冬

麦门甘寒，解渴祛烦，
补心清肺，虚热自安。

12. 天门冬

天门甘寒，肺痿肺痈，
消痰止嗽，喘热有功。

13. 黄连

黄连味苦，泻心除痞，
清热明眸，厚肠止痢。

14. 黄芩

黄芩苦寒，枯泻肺火，
子清大肠，湿热皆可。

15. 黄柏

黄柏苦寒，降火滋阴，
骨蒸湿热，下血堪任。

16. 栀子

栀子性寒，解郁除烦，
吐衄胃痛，火降小便。

17. 连翘

连翘苦寒，能消痈毒，
气聚血凝，温热堪逐。

18. 石膏

石膏大寒，能泻胃火，
发渴头疼，解肌立妥。

19. 滑石

滑石沉寒，滑能利窍，
解渴除烦，湿热可疗。

20. 贝母

贝母微寒，止嗽化痰，
肺痈肺痿，开郁除烦。

21. 大黄

大黄苦寒，实热积聚，
蠲痰逐水，疏通便闭。

22. 柴胡

柴胡味苦，能泻肝火，
寒热往来，疟疾均可。

23. 前胡

前胡微寒，宁嗽化痰，
寒热头痛，痞闷能安。

24. 升麻

升麻性寒，清胃解毒，
升提下陷，牙痛可逐。

25. 桔梗

桔梗味苦，疗咽肿痛，
载药上升，开胸利壅。

26. 紫苏

紫苏叶辛，风寒发表，
梗下诸气，消除胀满。

27. 麻黄

麻黄味辛，解表出汗，
身热头痛，风寒发散。

28. 葛根

葛根味甘，祛风发散，
温疟往来，止渴解酒。

29. 薄荷

薄荷味辛，最清头目，
祛风散热，骨蒸宜服。

30. 防风

防风甘温，能除头晕，
骨节痹疼，诸风口噤。

31. 荆芥

荆芥味辛，能清头目，
表汗祛风，治疮消瘀。

32. 细辛

细辛辛温，少阴头痛，
利窍通关，风湿皆用。

33. 羌活

羌活微温，祛风除湿，
身痛头疼，舒筋活络。

34. 独活

独活辛苦，颈项难舒，
两足湿痹，诸风能除。

35. 知母

知母味苦，热渴能除，
骨蒸有汗，痰咳能舒。

36. 白芷

白芷辛温，阳明头痛，
风热瘙痒，排脓通用。

37. 藁本

藁本气温，除头巅顶，
寒湿可祛，风邪可屏。

38. 香附

香附味甘，快气开郁，
止痛调经，更消宿食。

39. 乌药

乌药辛温，心腹胀痛，
小便滑数，顺气通用。

40. 枳实

枳实味苦，消食除痞，
破积化痰，冲墙倒壁。

41. 枳壳

枳壳微寒，快气宽肠，
胸中气结，胀满堪尝。

42. 白豆蔻

白蔻辛温，能祛瘴翳，
温中行气，止呕和胃。

43. 青皮

青皮苦温，能攻气滞，
削坚平肝，安胃下食。

44. 陈皮

陈皮辛温，顺气宽膈，
留白和胃，消痰去白。

45. 苍术

苍术苦温，健脾燥湿，
发汗宽中，更祛瘴疫。

46. 厚朴

厚朴苦温，消胀泄满，
痰气泻痢，其功不缓。

47. 南星

南星性热，能治风痰，
破伤强直，风搐自安。

48. 半夏

半夏味辛，健脾燥湿，
痰厥头疼，嗽呕堪入。

49. 藿香

藿香辛温，能止呕吐，
发散风寒，霍乱为主。

50. 槟榔

槟榔辛温，破气杀虫，
祛痰逐水，专除后重。

51. 腹皮

腹皮微温，能下膈气，
安胃健脾，浮肿消去。

52. 香薷

香薷味辛，伤暑便涩，
霍乱水肿，除烦解热。

53. 扁豆

扁豆微温，转筋吐泻，
下气和中，酒毒能化。

54. 猪苓

猪苓味淡，利水通淋，
消肿除湿，多服损肾。

55. 泽泻

泽泻甘寒，消肿止渴，
除湿通淋，阴汗自遏。

56. 木通

木通性寒，小肠热闭，
利窍通经，最能导滞。

57. 车前子

车前子寒，溺涩眼赤，
小便能通，大便能实。

58. 地骨皮

地骨皮寒，解肌退热，
有汗骨蒸，强阴凉血。

59. 木瓜

木瓜味酸，湿肿脚气，
霍乱转筋，足膝无力。

60. 威灵仙

威灵苦温，腰膝冷痛，
消痰痃癖，风湿皆用。

61. 牡丹皮

牡丹苦寒，破血通经，
血分有热，无汗骨蒸。

62. 玄参

玄参苦寒，清无根火，
消肿骨蒸，补肾亦可。

63. 沙参

沙参味甘，消肿排脓，
补肝益肺，退热除风。

64. 丹参

丹参味苦，破积调经，
生新去恶，祛除带崩。

65. 苦参

苦参味苦，痈肿疮疥，
下血肠风，眉脱赤癞。

66. 龙胆

龙胆苦寒，疗眼赤疼，
下焦湿肿，肝经热烦。

67. 五加皮

五加皮温，祛痛风痹，
健步坚筋，益精止沥。

68. 防己

防己气寒，风湿脚痛，
热积膀胱，消痈散肿。

69. 地榆

地榆沉寒，血热堪用，
血痢带崩，金疮止痛。

70. 茯神

茯神补心，善镇惊悸，
恍惚健忘，兼除怒恚。

71. 远志

远志气温，能驱惊悸，
安神镇心，令人多记。

72. 酸枣仁

酸枣味酸，敛汗驱烦，
多眠用生，不眠用炒。

73. 菖蒲

菖蒲性温，开心利窍，
去痹除风，出声至妙。

74. 柏子仁

柏子味甘，补心益气，
敛汗润肠，更疗惊悸。

75. 益智仁

益智辛温，安神益气，
遗溺遗精，呕逆皆治。

76. 甘松

甘松味香，善除恶气，
治体香肌，心腹痛已。

77. 小茴香

小茴性温，能除疝气，
腹痛腰疼，调中暖胃。

78. 大茴香

大茴味辛，疝气脚气，
肿痛膀胱，止呕开胃。

79. 干姜

干姜味辛，表解风寒，
炮苦逐冷，虚寒尤堪。

80. 附子

附子辛热，性走不守，
四肢厥冷，回阳功有。

81. 川乌

川乌大热，搜风入骨，
湿痹寒疼，破积之物。

82. 木香

木香微温，散滞和胃，
诸风能调，行肝泻肺。

83. 沉香

沉香降气，暖胃追邪，
通天彻地，气逆为佳。

84. 丁香

丁香辛热，能除寒呕，
心腹疼痛，温胃可晓。

85. 砂仁

砂仁性温，养胃进食，
止痛安胎，行气破滞。

86. 荜澄茄

荜澄茄辛，除胀化食，
消痰止哕，能逐寒气。

87. 肉桂

肉桂辛热，善通血脉，
腹痛虚寒，温补可得。

88. 桂枝

桂枝小梗，横行手臂，
止汗舒筋，治手足痹。

89. 吴茱萸

吴萸辛热，通调疝气，
脐腹寒疼，酸水能治。

90. 延胡索

延胡气温，心腹卒痛，
通经活血，跌扑血崩。

91. 薏苡仁

薏苡味甘，专除湿痹，
筋节拘挛，肺痈肺痿。

92. 肉豆蔻

肉蔻辛温，脾胃虚冷，
泻痢不休，功可立等。

93. 草豆蔻

草蔻辛温，治寒犯胃，
作痛呕吐，不食能食。

94. 诃子

诃子味苦，涩肠止痢，
痰嗽喘急，降火敛肺。

95. 草果

草果味辛，消食除胀，
截疟逐痰，解瘟辟瘴。

96. 常山

常山苦寒，截疟除痰，
解伤寒热，水胀能宽。

97. 良姜

良姜性热，下气温中，
转筋霍乱，酒食能攻。

98. 山楂

山楂味甘，磨消肉食，
疗疝催疮，消膨健胃。

99. 神曲

神曲味甘，开胃进食，
破结逐痰，调中下气。

100. 麦芽

麦芽甘温，能消宿食，
心腹膨胀，行血散滞。

101. 苏子

苏子味辛，驱痰降气，
止咳定喘，更润心肺。

102. 白芥子

白芥子辛，专化胁痰，
疟蒸痞块，服之能安。

103. 甘遂

甘遂苦寒，破癥消痰，
面浮蛊胀，利水能安。

104. 大戟

大戟甘寒，消水利便，
腹胀癥坚，其功瞑眩。

105. 芫花

芫花寒苦，能消胀蛊，
利水泻湿，止咳痰吐。

106. 商陆

商陆苦寒，赤白各异，
赤者消风，白利水气。

107. 海藻

海藻咸寒，消瘿散疬，
除胀破癥，利水通闭。

108. 牵牛子

牵牛苦寒，利水消肿，
蛊胀痃癖，散滞除壅。

109. 葶苈

葶苈辛苦，利水消肿，
痰咳癥瘕，治喘肺痈。

110. 瞿麦

瞿麦苦寒，专治淋病，
且能堕胎，通经立应。

111. 三棱

三棱味苦，利血消癖，
气滞作痛，虚者当忌。

112. 五灵脂

五灵味甘，血滞腹痛，
止血用炒，行血用生。

113. 莪术

莪术温苦，善破痃癖，
止痛消瘀，通经最宜。

114. 干漆

干漆辛温，通经破瘕，
追积杀虫，效如奔马。

115. 蒲黄

蒲黄味甘，逐瘀止崩，
止血须炒，破血用生。

116. 苏木

苏木甘咸，能行积血，
产后血经，兼医扑跌。

117. 桃仁

桃仁甘平，能润大肠，
通经破瘀，血瘕堪尝。

118. 姜黄

姜黄味辛，消痈破血，
心腹结痛，下气最捷。

119. 郁金

郁金味苦，破血行气，
血淋溺血，郁结能舒。

120. 金银花

金银花甘，疗痈无对，
未成则散，已成则溃。

121. 漏芦

漏芦性寒，祛恶疮毒，
补血排脓，生肌长肉。

122. 白蒺藜

蒺藜味苦，疗疮瘙痒，
白癜头疮，翳除目朗。

123. 白及

白及味苦，功专收敛，
肿毒疮疡，外科最善。

124. 蛇床子

蛇床辛苦，下气温中，
恶疮疥癞，逐瘀祛风。

125. 天麻

天麻味甘，能驱头眩，
小儿惊痫，拘挛瘫痪。

126. 白附子

白附辛温，治面百病，
血痹风疮，中风痰症。

127. 全蝎

全蝎味辛，祛风痰毒，
口眼㖞斜，风痫发搐。

128. 蝉蜕

蝉蜕甘寒，消风定惊，
杀疳除热，退翳侵睛。

129. 僵蚕

僵蚕味咸，诸风惊痫，
湿痰喉痹，疮毒瘢痕。

130. 蜈蚣

蜈蚣味辛，蛇虺恶毒，
镇惊止痉，堕胎逐瘀。

131. 木鳖

木鳖甘寒，能追疮毒，
乳痈腰疼，消肿最速。

132. 蜂房

蜂房咸苦，惊痫瘛疭，
牙疼肿毒，瘰疬乳痈。

133. 白花蛇

花蛇温毒，瘫痪㖞斜，
大风疥癞，诸毒称佳。

134. 蛇蜕

蛇蜕咸平，能除翳膜，
肠痔蛊毒，惊痫搐搦。

135. 槐花

槐花味苦，痔漏肠风，
大肠热痢，更杀蛔虫。

136. 鼠粘子

鼠粘子辛，能除疮毒，
瘾疹风热，咽疼可逐。

137. 茵陈

茵陈味苦，退疸除黄，
泻湿利水，清热为凉。

138. 红花

红花辛温，最消瘀热，
多则通经，少则养血。

139. 蔓荆子

蔓荆子苦，头疼能医，
拘挛湿痹，泪眼堪除。

140. 马兜铃

兜铃苦寒，能熏痔漏，
定喘消痰，肺热久嗽。

141. 百合

百合味甘，安心定胆，
止嗽消浮，痈疽可啖。

142. 秦艽

秦艽微寒，除湿荣筋，
肢节风痛，下血骨蒸。

143. 紫菀

紫菀苦辛，痰喘咳逆，
肺痈吐脓，寒热并济。

144. 款冬花

款花甘温，理肺消痰，
肺痈喘咳，补劳除烦。

145. 金沸草

金沸草温，消痰止嗽，
明目祛风，逐水尤妙。

146. 桑皮

桑皮甘辛，止嗽定喘，
泻肺火邪，其功不浅。

147. 杏仁

杏仁温苦，风寒喘嗽，
大肠气闭，便难切要。

148. 乌梅

乌梅酸温，收敛肺气，
止渴生津，能安泻痢。

149. 天花粉

天花粉寒，止渴祛烦，
排脓消毒，善除热痰。

150. 瓜蒌仁

瓜蒌仁寒，宁嗽化痰，
伤寒结胸，解渴止烦。

151. 密蒙花

密蒙花甘，主能明目，
虚翳青盲，服之效速。

152. 菊花

菊花味甘，除热祛风，
头晕目赤，收泪殊功。

153. 木贼

木贼味甘，祛风退翳，
能止月经，更消积聚。

154. 决明子

决明子甘，能祛肝热，
目疼收泪，仍止鼻血。

155. 犀角

犀角酸寒，化毒辟邪，
解热止血，消肿毒蛇。

156. 羚羊角

羚羊角寒，明目清肝，
祛惊解毒，神志能安。

157. 龟甲

龟甲味甘，滋阴补肾，
止血续筋，更医颅囟。

158. 鳖甲

鳖甲咸平，劳嗽骨蒸，
散瘀消肿，去痞除癥。

159. 桑寄生

桑上寄生，风湿腰痛，
止漏安胎，疮疡亦用。

160. 火麻仁

火麻味甘，下乳催生，
润肠通结，小水能行。

161. 山豆根

山豆根苦，疗咽肿痛，
敷蛇虫伤，可救急用。

162. 益母草

益母草苦，女科为主，
产后胎前，生新去瘀。

163. 紫草

紫草咸寒，能通九窍，
利水消膨，痘疹最要。

164. 紫葳

紫葳味酸，调经止痛，
崩中带下，癥瘕通用。

165. 地肤子

地肤子寒，去膀胱热，
皮肤瘙痒，除热甚捷。

166. 楝根皮

楝根性寒，能追诸虫，
疼痛立止，积聚立通。

167. 樗根白皮

樗根味苦，泻痢带崩，
肠风痔漏，燥湿涩精。

168. 泽兰

泽兰甘苦，痈肿能消，
打扑伤损，肢体虚浮。

169. 牙皂

牙皂味辛，通关利窍，
敷肿痛消，吐风痰妙。

170. 芜荑

芜荑味辛，驱邪杀虫，
痔瘘癣疥，化食除风。

171. 雷丸

雷丸味苦，善杀诸虫，
癫痫蛊毒，治儿有功。

172. 胡麻仁

胡麻仁甘，疔肿恶疮，
熟补虚损，筋壮力强。

173. 苍耳子

苍耳子苦，疥癣细疮，
驱风湿痹，瘙痒堪尝。

174. 蕤仁

蕤仁味甘，风肿烂弦，
热胀胬肉，眼泪立痊。

175. 青葙子

青葙子苦，肝脏热毒，
暴发赤障，青盲可服。

176. 谷精草

谷精草辛，牙齿风痛，
口疮咽痹，眼翳通用。

177. 白薇

白薇大寒，疗风治疟，
人事不知，昏厥堪却。

178. 白蔹

白蔹微寒，儿疟惊痫，
女阴肿痛，痈疔可啖。

179. 青蒿

青蒿气寒，童便熬膏，
虚热盗汗，除骨蒸劳。

180. 茅根

茅根味甘，通关逐瘀，
止吐衄血，客热可去。

181. 大小蓟

大小蓟苦，消肿破血，
吐衄咯唾，崩漏可啜。

182. 枇杷叶

枇杷叶苦，偏理肺脏，
吐秽不止，解酒清上。

183. 射干

射干味苦，逐瘀通经，
喉痹口臭，痈毒堪凭。

184. 鬼箭羽

鬼箭羽苦，通经堕胎，
杀虫祛结，驱邪除乖。

185. 夏枯草

夏枯草苦，瘰疬瘿瘤，
破癥散结，湿痹能疗。

186. 卷柏

卷柏味辛，癥瘕血闭，
风眩痿躄，更驱鬼疰。

187. 马鞭草

马鞭草苦，破血通经，
癥瘕痞块，服之最灵。

188. 鹤虱

鹤虱味苦，杀虫追毒，
心腹卒痛，蛔虫堪逐。

189. 白头翁

白头翁寒，散癥逐血，
瘿疬疟疝，止痛百节。

190. 旱莲草

旱莲草甘，生须黑发，
赤痢堪止，血流可截。

191. 慈菰

慈菰辛苦，疗肿痈疽，
恶疮瘾疹，蛇虺并施。

192. 榆白皮

榆皮味甘，通水除淋，
能利关节，敷肿痛定。

193. 钩藤

钩藤微寒，疗儿惊痫，
手足瘛疭，抽搐口眼。

194. 豨莶草

豨莶草苦，追风除湿，
聪耳明目，乌须黑发。

195. 辛夷

辛夷味辛，鼻塞流涕，
香臭不闻，通窍之剂。

196. 续随子

续随子辛，恶疮蛊毒，
通经消积，不可过服。

197. 海桐皮

海桐皮苦，霍乱久痢，
疳䘌疥癣，牙痛亦治。

198. 石楠叶

石楠味辛，肾衰脚弱，
风淫湿痹，堪为妙药。

199. 大青叶

大青气寒，伤寒热毒，
黄汗黄疸，时疫宜服。

200. 侧柏叶

侧柏叶苦，吐衄崩痢，
能生须眉，除湿之剂。

201. 槐实

槐实味苦，阴疮湿痒，
五痔肿痛，止血极莽。

202. 瓦楞子

瓦楞子咸，妇人血块，
男子痰癖，癥瘕可瘥。

203. 棕榈子

棕榈子苦，禁泄涩痢，
带下崩中，肠风堪治。

204. 冬葵子

冬葵子寒，滑胎易产，
癃利小便，善通乳难。

205. 淫羊藿

淫羊藿辛，阴起阳兴，
坚筋益骨，志强力增。

206. 松脂

松脂味甘，滋阴补阳，
驱风安脏，膏可贴疮。

207. 覆盆子

覆盆子甘，肾损精竭，
黑须明眸，补虚续绝。

208. 合欢皮

合欢味甘，利人心志，
安脏明目，快乐无虑。

209. 金樱子

金樱子涩，梦遗精滑，
禁止遗尿，寸白虫杀。

210. 楮实

楮实味甘，壮筋明目，
益气补虚，阳痿当服。

211. 郁李仁

郁李仁酸，破血润燥，
消肿利便，关格通导。

212. 密陀僧

密陀僧咸，止痢医痔，
能除白癜，诸疮可医。

213. 伏龙肝

伏肝龙温，治疫安胎，
吐血咳逆，心烦妙哉。

214. 石灰

石灰味辛，性烈有毒，
辟虫立死，堕胎甚速。

215. 穿山甲（禁用）

穿山甲毒，痔癖恶疮，
吹奶肿痛，通络散风。

216. 蚯蚓

蚯蚓气寒，伤寒温病，
大热狂言，投之立应。

217. 蟾蜍

蟾蜍气凉，杀疳蚀癖，
瘟疫能辟，疮毒可祛。

218. 刺猬皮

刺猬皮苦，主医五痔，
阴肿疝痛，能开胃气。

219. 蛤蚧

蛤蚧味咸，肺痿血咯，
传尸劳疰，服之可却。

220. 蝼蛄

蝼蛄味咸，治十水肿，
上下左右，效不旋踵。

221. 桑螵蛸

桑螵蛸咸，淋浊精泄，
除疝腰疼，虚损莫缺。

222. 田螺

田螺性冷，利大小便，
消肿除热，醒酒立见。

223. 水蛭

水蛭味咸，除积瘀坚，
通经堕产，折伤可愈。

224. 贝子

贝子味咸，解肌散结，
利水消肿，目翳清洁。

225. 海螵蛸

海螵蛸咸，漏下赤白，
癥瘕疝气，阴肿可得。

226. 青礞石

青礞石寒，硝煅金色，
坠痰消食，疗效莫测。

227. 磁石

磁石味咸，专杀铁毒，
若误吞针，系线即出。

228. 花蕊石

花蕊石寒，善止诸血，
金疮血流，产后血涌。

229. 代赭石

代赭石寒，下胎崩带，
儿疳泻痢，惊痫呕嗳。

230. 黑铅

黑铅味甘，止呕反胃，
瘰疬外敷，安神定志。

231. 狗脊

狗脊味甘，酒蒸入剂，
腰背膝疼，风寒湿痹。

232. 骨碎补

骨碎补温，折伤骨节，
风雪积疼，最能破血。

233. 茜草

茜草味苦，便衄吐血，
经带崩漏，损伤虚热。

234. 王不留行

王不留行，调经催产，
除风痹痛，乳痈当啖。

235. 狼毒

狼毒味辛，破积癥瘕，
恶疮鼠瘘，止心腹疼。

236. 藜芦

藜芦味辛，最能发吐，
肠辟泻痢，杀虫消蛊。

237. 蓖麻子

蓖麻子辛，吸出滞物，
涂顶肠收，涂足胎出。

238. 荜茇

荜茇味辛，温中下气，
痃癖阴疝，霍乱泻痢。

239. 百部

百部味甘，骨蒸劳瘵，
杀疳蛔虫，久嗽功大。

240. 京墨

京墨味辛，吐衄下血，
产后崩中，止血甚捷。

241. 女贞子

女贞子苦，黑发乌须，
强筋壮力，去风补虚。

242. 瓜蒂

瓜蒂苦寒，善能吐痰，
消身肿胀，并治黄疸。

243. 粟壳

粟壳性涩，泄痢嗽怯，
劫病如神，杀人如剑。

244. 巴豆

巴豆辛热，除胃寒积，
破癥消痰，大能通利。

245. 夜明砂

夜明砂粪，能下死胎，
小儿无辜，瘰疬堪裁。

246. 斑蝥

斑蝥有毒，破血通经，
诸疮瘰疬，水道能行。

247. 蚕砂

蚕砂性温，湿痹瘾疹，
瘫风肠鸣，消渴可饮。

248. 胡黄连

胡黄连苦，治劳骨蒸，
小儿疳痢，盗汗虚惊。

249. 使君子

使君甘温，消疳消浊，
泻痢诸虫，总能除却。

250. 赤石脂

赤石脂温，保固肠胃，
溃疡生肌，涩精泻痢。

251. 青黛

青黛味咸，能平肝木，
惊痫疳痢，兼除热毒。

252. 阿胶

阿胶甘平，止咳脓血，
吐血胎崩，虚羸可啜。

253. 白矾

白矾味酸，化痰解毒，
治症多能，难以尽述。

254. 五倍子

五倍苦酸，疗齿疳䘌，
痔痈疮脓，兼除风热。

255. 玄明粉

玄明粉辛，能蠲宿垢，
化积消痰，诸热可疗。

256. 通草

通草味甘，善治膀胱，
消痈散肿，能医乳房。

257. 枸杞子

枸杞甘平，添精补髓，
明目祛风，阴兴阳起。

258. 黄精

黄精味甘，能安脏腑，
五劳七伤，此药大补。

259. 何首乌

何首乌甘，添精种子，
黑发悦颜，强身延纪。

260. 五味子

五味酸温，生津止渴，
久嗽虚劳，肺肾枯竭。

261. 山茱萸

山茱性温，涩精益髓，
肾虚耳鸣，腰膝痛止。

262. 石斛

石斛味甘，却惊定志，
壮骨补虚，善驱冷痹。

263. 破故纸

破故纸温，腰膝酸痛，
兴阳固精，盐酒炒用。

264. 薯蓣

薯蓣甘温，理脾止泻，
益肾补中，诸虚可治。

265. 苁蓉

苁蓉味甘，峻补精血，
若骤用之，更动便滑。

266. 菟丝子

菟丝甘平，梦遗滑精，
腰痛膝冷，添髓壮筋。

267. 牛膝

牛膝味苦，除湿痹痿，
腰膝酸疼，小便淋沥。

268. 巴戟天

巴戟辛甘，大补虚损，
精滑梦遗，强筋固本。

269. 仙茅

仙茅味辛，腰足挛痹，
虚损劳伤，阳道兴起。

270. 牡蛎

牡蛎微寒，涩精止汗，
崩带胁痛，老痰祛散。

271. 川楝子

楝子苦寒，膀胱疝气，
中湿伤寒，利水之剂。

272. 萆薢

萆薢甘苦，风寒湿痹，
腰背冷痛，添精益气。

273. 续断

续断味辛，接骨续筋，
跌扑折损，且固遗精。

274. 龙骨

龙骨味甘，梦遗精泄，
崩带肠痈，惊痫风热。

275. 人发

人之头发，补阴甚捷，
吐衄血晕，风惊痫热。

276. 鹿茸

鹿茸甘温，益气补阳，
泄精尿血，崩带堪尝。

277. 鹿角胶

鹿角胶温，吐衄虚羸，
跌扑伤损，崩带安胎。

278. 腽肭脐

腽肭脐热，补益元阳，
固精起痿，痃癖劳伤。

279. 紫河车

紫河车甘，疗诸虚损，
劳瘵骨蒸，滋培根本。

280. 枫香脂

枫香味辛，外科要药，
瘙痒瘾疹，齿痛亦可。

281. 檀香

檀香味辛，开胃进食，
霍乱腹痛，中恶秽气。

282. 安息香

安息香辛，驱除秽恶，
开窍通关，死胎能落。

283. 苏和香

苏和香甘，祛痰辟秽，
蛊毒痫痓，梦魇能去。

284. 熊胆

熊胆味苦，热蒸黄疸，
恶疮虫痔，五疳惊厥。

285. 硇砂

硇砂有毒，溃痈烂肉，
除翳生肌，破癥消毒。

286. 硼砂

硼砂味辛，疗喉肿痛，
膈上热痰，噙化立中。

287. 朱砂

朱砂味甘，镇心养神，
祛邪解毒，定魄安魂。

288. 硫黄

硫黄性热，扫除疥疮，
壮阳逐冷，寒邪敢当。

289. 龙脑

龙脑味辛，目痛窍痹，
狂躁妄语，真为良剂。

290. 芦荟

芦荟气寒，杀虫消疳，
癫痫惊搐，服之立安。

291. 天竺黄

天竺黄甘，急慢惊风，
镇心解热，化痰有功。

292. 麝香

麝香辛温，善通关窍，
辟秽安惊，解毒甚妙。

293. 乳香

乳香辛苦，疗诸恶疮，
生肌主痛，心腹尤良。

294. 没药

没药苦平，治疮止痛，
跌打损伤，破血通用。

295. 阿魏

阿魏性温，除癥破结，
止痛杀虫，传尸可灭。

296. 水银

水银性寒，治疥杀虫，
断绝胎孕，催生立通。

297. 轻粉

轻粉性燥，外科要药，
杨梅诸毒，杀虫可托。

298. 砒霜

砒霜大毒，风痰可吐，
截疟除哮，能消沉痼。

299. 雄黄

雄黄苦辛，辟邪解毒，
更治蛇虺，喉风息肉。

300. 珍珠

珍珠气寒，镇惊除痫，
开聋磨翳，止渴坠痰。

301. 牛黄

牛黄味苦，大治风痰，
定魂安魄，惊痫灵丹。

302. 琥珀

琥珀味甘，安魂定魄，
破郁消癥，利水通涩。

303. 血竭

血竭味咸，跌扑损伤，
恶毒疮痈，破血有谁。

304. 石钟乳

石钟乳甘，气乃慓悍，
益气固精，治目昏暗。

305. 阳起石

阳起石甘，肾气乏绝，
阴痿不起，其效甚捷。

306. 桑椹子

桑椹子甘，解金石燥，
清除热渴，染须发皓。

307. 蒲公英

蒲公英苦，溃坚消肿，
结核能除，食毒堪用。

308. 石韦

石韦味苦，通利膀胱，
遗尿或淋，发背疮疡。

309. 扁蓄

扁蓄味苦，疥瘙疽痔，
小儿蛔虫，女人阴蚀。

310. 鸡内金

鸡内金寒，溺遗精泄，
禁痢漏崩，更除烦热。

311. 鲤鱼

鲤鱼味甘，消水肿满，
下气安胎，其动不缓。

312. 芡实

芡实味甘，能益精气，
腰膝酸疼，皆主湿痹。

313. 石莲子

石莲子苦，疗噤口痢，
白浊遗精，清心良剂。

314. 藕

藕味甘寒，解酒清热，
消烦逐瘀，止吐衄血。

315. 龙眼

龙眼味甘，归脾益智，
健忘怔忡，聪明广记。

316. 莲须

莲须味甘，益肾乌须，
涩精固髓，悦颜补虚。

317. 石榴皮

石榴皮酸，能禁精漏，
止痢涩肠，染须尤妙。

318. 陈仓米

陈仓谷米，调和脾胃，
解渴除烦，能止泻痢。

319. 莱菔子

莱菔子辛，喘咳下气，
倒壁冲墙，胀满消去。

320. 砂糖

砂糖味甘，润肺利中，
多食损齿，湿热生虫。

321. 饴糖

饴糖味甘，和脾润肺，
止咳消痰，中满休食。

322. 麻油

麻油性冷，善解诸毒，
百病能治，功难悉述。

323. 白果

白果甘苦，喘嗽白浊，
点茶压酒，不可多嚼。

324. 胡桃

胡桃肉甘，补肾黑发，
多食生痰，动气之物。

325. 梨

梨味甘酸，解酒除渴，
止嗽消痰，善驱烦热。

326. 榧实

榧实味甘，主疗五痔，
蛊毒三虫，不可多食。

327. 竹茹

竹茹止呕，能除寒热，
胃热呕哕，不寐安歇。

328. 竹叶

竹叶味甘，退热安眠，
化痰定喘，止渴消烦。

329. 竹沥

竹沥味甘，阴虚痰火，
汗热烦渴，效如开锁。

330. 莱菔根

莱菔根甘，下气消谷，
痰癖咳嗽，兼解面毒。

331. 灯草

灯草味甘，运利小便，
癃闭成淋，湿肿为最。

332. 艾叶

艾叶温平，温经散寒，
漏血安胎，心痛即安。

333. 绿豆

绿豆气寒，能解百毒，
止渴除烦，诸热可服。

334. 川椒

川椒辛热，祛邪逐寒，
明目杀虫，温而不猛。

335. 胡椒

胡椒味辛，心腹冷痛，
下气温中，跌扑堪用。

336. 石蜜

石蜜甘平，入药炼熟，
益气补中，润燥解毒。

337. 马齿苋

马齿苋寒，青盲白翳，
利便杀虫，癥痈咸治。

338. 葱白

葱白辛温，发表出汗，
伤寒头疼，肿痛皆散。

339. 胡荽

胡荽味辛，上止头痛，
内消谷食，痘疹发生。

340. 韭

韭味辛温，祛除胃寒，
汁清血瘀，子医梦泄。

341. 大蒜

大蒜辛温，化肉消谷，
解毒散痈，多用伤目。

342. 食盐

食盐味咸，能吐中痰，
心腹卒痛，过多损颜。

343. 茶

茶茗性苦，热渴能济，
上清头目，下消食气。

344. 酒

酒通血脉，消愁遣兴，
少饮壮神，过多损命。

345. 醋

醋消肿毒，积瘕可去，
产后金疮，血晕皆治。

346. 淡豆豉

淡豆豉寒，能除懊憹，
伤寒头痛，兼理瘴气。

347. 莲子

莲子味甘，健脾理胃，
止泻涩精，清心养气。

348. 大枣

大枣味甘，调和百药，
益气养脾，中满休嚼。

349. 生姜

生姜性温，通畅神明，
痰嗽呕吐，开胃极灵。

350. 桑叶

桑叶性寒，善散风热，
明目清肝，又兼凉血。

351. 浮萍

浮萍辛寒，发汗利尿，
透疹散邪，退肿有效。

352. 柽柳

柽柳甘咸，透疹解毒，
熏洗最宜，亦可内服。

353. 胆矾

胆矾酸寒，涌吐风痰，
癫痫喉痹，烂眼牙疳。

354. 番泻叶

番泻叶寒，食积可攻，
肿胀皆逐，便秘能通。

355. 寒水石

寒水石咸，能清大热，
兼利小便，又能凉血。

356. 芦根

芦根甘寒，清热生津，
烦渴呕吐，肺痈尿频。

357. 银柴胡

银柴胡寒，虚热能清，
又兼凉血，善治骨蒸。

358. 丝瓜络

丝瓜络甘，通络行经，
解毒凉血，疮肿可平。

359. 秦皮

秦皮苦寒，明目涩肠，
清火燥湿，热痢功良。

360. 紫花地丁

紫花地丁，性寒解毒，
痈肿疔疮，外敷内服。

361. 败酱

败酱微寒，善治肠痈，
解毒行瘀，止痛排脓。

362. 红藤

红藤苦平，消肿解毒，
肠痈乳痈，疗效迅速。

363. 鸦胆子

鸦胆子苦，治痢杀虫，
疟疾能止，赘疣有功。

364. 白鲜皮

白鲜皮寒，疥癣疮毒，
痹痛发黄，湿热可逐。

365. 土茯苓

土茯苓平，梅毒宜服，
既能利湿，又可解毒。

366. 马勃

马勃味辛，散热清金，
咽痛咳嗽，吐衄失音。

367. 橄榄

橄榄甘平，清肺生津，
解河豚毒，治咽喉痛。

368. 蕺菜

蕺菜微寒，肺痈宜服，
熏洗痔疮，消肿解毒。

369. 板蓝根

板蓝根寒，清热解毒，
凉血利咽，大头瘟毒。

370. 西瓜

西瓜甘寒，解渴利尿，
天生白虎，清暑最好。

371. 荷叶

荷叶苦平，暑热能除，
升清治泻，止血散瘀。

372. 大豆卷

豆卷甘平，内清湿热，
外解表邪，湿热最宜。

373. 佩兰

佩兰辛平，芳香辟秽，
祛暑和中，化湿开胃。

374. 冬瓜子

冬瓜子寒，利湿清热，
排脓消肿，化痰亦良。

375. 海金沙

海金沙寒，淋病宜用，
湿热可除，又善止痛。

376. 金钱草

金钱草咸，利尿软坚，
通淋消肿，结石可痊。

377. 赤小豆

赤小豆平，活血排脓，
又能利水，退肿有功。

378. 泽漆

泽漆微寒，逐水捷效，
退肿祛痰，兼消瘰疬。

379. 葫芦

葫芦甘平，通利小便，
兼治心烦，退肿最善。

380. 半边莲

半边莲辛，能解蛇毒，
痰喘能平，腹水可逐。

381. 海风藤

海风藤辛，痹证宜用，
除湿祛风，通络止痛。

382. 络石藤

络石微寒，经络能通，
祛风止痛，凉血消痈。

383. 桑枝

桑枝苦平，通络祛风，
痹痛拘挛，脚气有功。

384. 千年健

千年健温，除湿祛风，
强筋健骨，痹痛能攻。

385. 松节

松节苦温，燥湿祛风，
筋骨酸痛，用之有功。

386. 伸筋草

伸筋草温，祛风止痛，
通络舒筋，痹痛宜用。

387. 虎骨

虎骨味辛，健骨强筋，
散风止痛，镇惊安神。

388. 乌梢蛇

乌梢蛇平，无毒性善，
功同白花，作用较缓。

389. 夜交藤

夜交藤平，失眠宜用，
皮肤痒疮，肢体酸痛。

390. 玳瑁

玳瑁甘寒，平肝镇心，
神昏痉厥，热毒能清。

391. 石决明

石决明咸，眩晕目昏，
惊风抽搐，劳热骨蒸。

392. 香橼

香橼性温，理气疏肝，
化痰止呕，胀痛皆安。

393. 佛手

佛手性温，理气宽胸，
疏肝解郁，胀痛宜用。

394. 薤白

薤白苦温，辛滑通阳，
下气散结，胸痹宜尝。

395. 荔枝核

荔枝核温，理气散寒，
疝瘕腹痛，服之俱安。

396. 柿蒂

柿蒂苦涩，呃逆能医，
柿霜甘凉，燥咳可治。

397. 刀豆

刀豆甘温，味甘补中，
气温暖肾，止呃有功。

398. 九香虫

九香虫温，胃寒宜用，
助阳温中，理气止痛。

399. 玫瑰花

玫瑰花温，疏肝解郁，
理气调中，行瘀活血。

400. 紫石英

紫石英温，镇心养肝，
惊悸怔忡，子宫虚寒。

401. 仙鹤草

仙鹤草涩，收敛补虚，
出血可止，劳伤能愈。

402. 三七

三七性温，止血行瘀，
消肿定痛，内服外敷。

403. 百草霜

百草霜温，止血功良，
化积止泻，外用疗疮。

404. 降香

降香性温，止血行瘀，
辟恶降气，胀痛皆除。

405. 川芎

川芎辛温，活血通经，
除寒行气，散风止痛。

406. 月季花

月季花温，调经宜服，
瘰疬可治，又消肿毒。

407. 刘寄奴

刘寄奴苦，温通行瘀，
消胀定痛，止血外敷。

408. 自然铜

自然铜辛，接骨续筋，
既散瘀血，又善止疼。

409. 皂角刺

皂角刺温，消肿排脓，
疮癣瘙痒，乳汁不通。

410. 虻虫

虻虫微寒，逐瘀散结，
癥瘕蓄血，药性猛烈。

411. 䗪虫

䗪虫咸寒，行瘀通经，
破癥消瘕，接骨续筋。

412. 党参

党参甘平，补中益气，
止渴生津，邪实者忌。

413. 太子参

太子参凉，补而能清，
益气养胃，又可生津。

414. 鸡血藤

鸡血藤温，血虚宜用，
月经不调，麻木酸痛。

415. 冬虫夏草

冬虫夏草，味甘性温，
虚劳咳血，阳痿遗精。

416. 锁阳

锁阳甘温，壮阳补精，
润燥通便，强骨养筋。

417. 葫芦巴

葫芦巴温，逐冷壮阳，
寒疝腹痛，脚气宜尝。

418. 杜仲

杜仲甘温，腰痛脚弱，
阳痿尿频，安胎良药。

419. 沙苑子

沙苑子温，补肾固精，
养肝明目，并治尿频。

420. 玉竹

玉竹微寒，养阴生津，
燥热咳嗽，烦渴皆平。

421. 鸡子黄

鸡子黄甘，善补阴虚，
除烦止呕，疗疮熬涂。

422. 谷芽

谷芽甘平，养胃健脾，
饮食停滞，并治不饥。

423. 白前

白前微温，降气下痰，
咳嗽喘满，服之皆安。

424. 胖大海

胖大海淡，清热开肺，
咳嗽咽疼，音哑便秘。

425. 海浮石

海浮石咸，清肺软坚，
痰热喘咳，瘰疬能痊。

426. 昆布

昆布咸寒，软坚清热，
瘿瘤癥瘕，瘰疬痰核。

427. 海蛤壳

海蛤壳咸，软坚散结，
清肺化痰，利尿止血。

428. 海蜇

海蜇味咸，化痰散结，
痰热咳嗽，并消瘰疬。

429. 荸荠

荸荠微寒，痰热宜服，
止渴生津，滑肠明目。

430. 禹余粮

禹余粮平，止泻止血，
固涩下焦，泻痢最宜。

431. 小麦

小麦甘凉，除烦养心，
浮麦止汗，兼治骨蒸。

432. 贯众

贯众微寒，解毒清热，
止血杀虫，预防瘟疫。

433. 南瓜子

南瓜子温，杀虫无毒，
血吸绦蛔，大剂吞服。

434. 铅丹

铅丹微寒，解毒生肌，
疮疡溃烂，外敷颇宜。

435. 樟脑

樟脑辛热，开窍杀虫，
理气辟浊，除痒止疼。

436. 炉甘石

炉甘石平，去翳明目，
生肌敛疮，燥湿解毒。

437. 大风子

大风子热，善治麻风，
疥疮梅毒，燥湿杀虫。

438. 孩儿茶

孩儿茶凉，收湿清热，
生肌敛疮，定痛止血。

439. 木槿皮

木槿皮凉，疥癣能愈，
杀虫止痒，浸汁外涂。

440. 蚤休

蚤休微寒，清热解毒，
痈疽蛇伤，惊痫发搐。

441. 番木鳖

番木鳖寒，消肿通络，
喉痹痈疡，瘫痪麻木。

药四百余，精制不同，生熟新久，炮煅炙烘。
汤丸膏散，各起疲癃，合宜而用，乃是良工。
云林歌括，可以训蒙，略陈梗概，以候明公。
理加斫削，济世无穷。

《汤头歌诀》

一、补益之剂

四君子汤

四君子汤中和义，参术茯苓甘草比，
益以夏陈名六君，祛痰补气阳虚饵，
除却半夏名异功，或加香砂胃寒使。

升阳益胃汤

升阳益胃参术芪，黄连半夏草陈皮，
苓泻防风羌独活，柴胡白芍姜枣随。

黄芪鳖甲散

黄芪鳖甲地骨皮，艽菀参苓柴半知，
地黄芍药天冬桂，甘桔桑皮劳热宜。

秦艽鳖甲散

秦艽鳖甲治风劳，地骨柴胡及青蒿，
当归知母乌梅合，止嗽除蒸敛汗高。

秦艽扶羸汤

秦艽扶羸鳖甲柴，地骨当归紫菀偕，
半夏人参兼炙草，肺劳蒸嗽服之谐。

紫菀汤

紫菀汤中知贝母，参苓五味阿胶偶，
再加甘桔治肺伤，咳血吐痰劳热久。

百合固金汤

百合固金二地黄，玄参贝母桔甘藏，
麦冬芍药当归配，喘咳痰血肺家伤。

补肺阿胶散

补肺阿胶马兜铃，鼠粘甘草杏糯停，
肺虚火盛人当服，顺气生津嗽哽宁。

小建中汤

小建中汤芍药多，桂姜甘草大枣和，
更加饴糖补中脏，虚劳腹冷服之瘥，
增入黄芪名亦尔，表虚身痛效无过，
又有建中十四味，阴班劳损起沉疴，
十全大补加附子，麦夏苁蓉仔细哦。

益气聪明汤

益气聪明汤蔓荆，升葛参芪黄柏并，
再加芍药炙甘草，耳聋目障服之清。

独参汤

独参功擅得嘉名，血脱脉微可返生，
一味人参浓取汁，应知专任力方宏。

龟鹿二仙胶

龟鹿二仙最守真，补人三宝气精神，
人参枸杞和龟鹿，益寿延年实可珍。

保元汤

保元补益总偏温，桂草参芪四味存，
男妇虚劳幼科痘，持纲三气妙难言。

还少丹

还少温调脾肾寒，茱怀苓地杜牛餐，
苁蓉楮实茴巴枸，远志菖蒲味枣丸。

金匮肾气丸

金匮肾气治肾虚，熟地淮药及山萸，
丹皮苓泽加附桂，引火归原热下趋，
济生加入车牛膝，二便通调肿胀除，
钱氏六味去附桂，专治阴虚火有余，
六味再加五味麦，八仙都气治相殊，
更有知柏与杞菊，归芍参麦各分途。

右归饮

右归饮治命门衰，附桂山萸杜仲施，
地草淮山枸杞子，便溏阳痿服之宜，
左归饮主真阴弱，附桂当除易麦龟。

当归补血汤

当归补血有奇功，归少芪多力最雄，
更有芪防同白术，别名止汗玉屏风。

七宝美髯丹

七宝美髯何首乌，菟丝牛膝茯苓俱，
骨脂枸杞当归合，专益肾肝精血虚。

补心丹

补心丹用柏枣仁，二冬生地与归身，
三参桔梗朱砂味，远志茯苓共养神，
或以菖蒲更五味，劳心思虑过耗真。

虎潜丸

虎潜脚痿是神方，虎胫膝陈地锁阳，
龟甲姜归知柏芍，再加羊肉捣丸尝。

河车大造丸

河车大造膝苁蓉，二地天冬杜柏从，
五味锁阳归杞子，真元虚弱此方宗。

斑龙丸

斑龙丸用鹿胶霜，苓柏菟脂熟地黄，
等分为丸酒化服，玉龙关下补元阳。

二、发表之剂

麻黄汤

麻黄汤中用桂枝，杏仁甘草四般施，
发热恶寒头项痛，伤寒服此汗淋漓。

桂枝汤

桂枝汤治太阳风，芍药甘草姜枣同，
桂麻相合名各半，太阳如疟此为功。

大青龙汤

大青龙汤桂麻黄，杏草石膏姜枣藏，
太阳无汗兼烦躁，风寒两解此为良。

小青龙汤

小龙青汤治水气，喘咳呕哕渴利慰，
姜桂麻黄芍药甘，细辛半夏兼五味。

葛根汤

葛根汤内麻黄襄，二味加入桂枝汤，
轻可去实因无汗，有汗加葛无麻黄。

升麻葛根汤

升麻葛根汤钱氏，再加芍药甘草是，
阳明发热与头痛，无汗恶寒均堪倚，
亦治时疫与阳斑，痘疹已出慎勿使。

九味羌活汤

九味羌活用防风，细辛苍芷与川芎，
黄芩生地同甘草，三阳解表益姜葱，
阴虚气弱人禁用，加减临时在变通。

神术散

神术散用甘草苍，细辛藁本芎芷羌，
各走一经祛风湿，风寒泄泻总堪尝，
太无神术即平胃，加入菖蒲与藿香，
海藏神术苍防草，太阳无汗代麻黄，
若以白术易苍术，太阳有汗此为良。

麻黄附子细辛汤

麻黄附子细辛汤，发表温经两法彰，
若非表里相兼治，少阴反热曷能康。

人参败毒散

人参败毒茯苓草，枳桔柴前羌独芎，
薄荷少许姜三片，四时感冒有奇功，
去参名为败毒散，加入消风治亦同。

再造散

再造散用参芪甘，桂附羌防芎芍参，
细辛加枣煨姜煎，阳虚无汗法当谙。

麻黄人参芍药汤

麻黄人参芍药汤，桂枝五味麦冬襄，
归芪甘草汗兼补，虚人外感服之康。

神白散

神白散用白芷甘，姜葱淡豉与相参，
一切风寒皆可服，妇人鸡犬忌窥探，
肘后单煎葱白豉，两方均能散风寒。

十神汤

十神汤里葛升麻，陈草芎苏白芷加，
麻黄赤芍兼香附，时邪感冒效堪夸。

银翘散

银翘散主上焦医，竹叶荆牛薄荷豉，
甘桔芦根凉解法，风温补感此方宜，
咳加杏贝渴花粉，热甚栀芩次第施。

桑菊饮

桑菊饮中桔梗翘，杏仁甘草薄荷饶，
芦根为引轻清剂，热盛阳明入母膏。

防风解毒汤

防风解毒荆薄荷，大力石膏竹叶和，
甘桔连翘知木枳，风温痧疹肺经多。

竹叶柳蒡汤

竹味柳蒡干葛知，蝉衣荆芥薄荷司，
石膏粳米参甘麦，初起风痧此可施。

华盖散

华盖麻黄杏橘红，桑皮苓草紫苏供，
三拗只用麻甘杏，表散风寒力最雄。

三、攻里之剂

大承气汤

大承气汤用芒硝，枳实厚朴大黄饶，
救阴泻热功偏擅，急下阳明有数条。

小承气汤

小承气汤朴实黄，谵狂痞硬上焦强，
益以羌活名三化，中风闭实可消详。

调胃承气汤

调胃承气硝黄草，甘缓微和将胃保，
不用朴实伤上焦，中焦燥实服之好。

木香槟榔丸

木香槟榔青陈皮，枳柏茱连棱术随，
大黄黑丑兼香附，芒硝水丸量服之，
一切实积能推荡，泻痢食疟用咸宜。

枳实导滞丸

枳实导滞首大黄，芩连曲术茯苓襄，
泽泻蒸饼糊丸服，湿热积滞力能攘，
若还后重兼气滞，木香导滞加槟榔。

温脾汤

温脾参附与干姜，甘草当归硝大黄，
寒热并行治寒积，脐腹绞结痛非常。

蜜煎导法

蜜煎导法通大便，或将猪胆灌肛中，
不欲苦寒伤胃腑，阳明无热勿轻攻。

芍药汤

芍药芩连与锦纹，桂甘槟木及归身，
别名导气除甘桂，枳壳加之效若神。

香连丸

香连治痢习为常，初起宜通勿遽尝，
别有白头翁可恃，秦皮连柏苦寒方。

更衣丸

更衣利便治津干，芦荟朱砂滴酒丸，
脾约别行麻杏芍，大黄枳朴蜜和丸。

四、涌吐之剂

瓜蒂散

瓜蒂散中赤小豆，或入藜芦郁金凑，
此吐实热与风痰，虚者参芦一味勾，
若吐虚烦栀豉汤，剧痰乌附尖方透，
古人尚有烧盐方，一切积滞功能奏。

稀涎散

稀涎皂角白矾班，或益藜芦微吐间，
风中痰升人眩仆，当先服此通其关，
通关散用细辛皂，吹鼻得嚏保生还。

五、和解之剂

小柴胡汤

小柴胡汤和解供，半夏人参甘草从，
更用黄芩加姜枣，少阳百病此为宗。

四逆散

四逆散里用柴胡，芍药枳实甘草须，
此是阳邪成厥逆，敛阴泄热平剂扶。

黄连汤

黄连汤内用干姜，半夏人参甘草藏，
更用桂枝兼大枣，寒热平调呕痛忘。

黄芩汤

黄芩汤用甘芍并，二阳合利枣加烹，
此方遂为治痢祖，后人加味或更名，
再加生姜与半夏，前症兼呕此能平，
单用芍药与甘草，散逆止痛能和营。

逍遥散

逍遥散用当归芍，柴苓术草加姜薄，
散郁除蒸功最奇，调经八味丹栀着。

藿香正气散（丸）

藿香正气大腹苏，甘桔陈苓术朴俱，
夏曲白芷加姜枣，感伤岚瘴并能驱。

六和汤

六和藿朴杏砂呈，半夏木瓜赤茯苓，
术参扁豆同甘草，姜枣煎之六气平，
或益香薷或苏叶，伤寒伤暑用须明。

清脾饮

清脾饮用青朴柴，苓夏甘芩白术偕，
更加草果姜煎服，热多阳疟此方佳。

痛泻要方

痛泻要方陈皮芍，防风白术煎丸酌，
补泻并用理肝脾，若作食伤医更错。

何人饮

何人饮治久虚疟，参首归陈煨姜约，
追疟青陈柴半归，首乌甘草正未弱，
若名休疟脾无虚，参甘归乌甘草酌，
四兽果梅入六君，补中兼收须量度，
更截实疟木贼煎，青朴夏榔苍术着。

奔豚汤

奔豚汤治肾中邪，气上冲胸腹痛佳，
芩芍芎归甘草半，生姜干葛李根加。

达原饮

达原厚朴与常山，草果槟榔共涤痰，
更用黄芩知母入，菖蒲青草不容删。

蒿芩清胆汤

俞氏蒿芩清胆汤，陈皮半夏竹茹襄，
赤苓枳壳兼碧玉，湿热轻宣此法良。

六、表里之剂

大柴胡汤

大柴胡汤用大黄，枳实芩夏白芍将，
煎加姜枣表兼里，妙法内攻并外攘，
柴胡芒硝义亦尔，仍有桂枝大黄汤。

防风通圣散

防风通圣大黄硝，荆芥麻黄栀芍翘，
甘桔芎归膏滑石，薄荷芩术力偏饶，
表里交攻阳热盛，外科疡毒总能消。

五积散

五积散治五般积，麻黄苍芷归芍芎，
枳桔桂姜甘茯朴，陈皮半夏加姜葱，
除桂枳陈余略炒，熟料尤增温散功，
温中解表祛寒湿，散痞调经用各充。

三黄石膏汤

三黄石膏芩柏连，栀子麻黄豆豉全，
姜枣细茶煎热服，表里三焦热盛宣。

葛根黄芩黄连汤

葛根黄芩黄连汤，甘草四般治二阳，
解表清里兼和胃，喘汗自利保平康。

参苏饮

参苏饮内用陈皮，枳壳前胡半夏宜，
干葛木香甘桔茯，内伤外感此方推，
参前若去芎柴入，饮号芎苏治不差，
香苏饮仅陈皮草，感伤内外亦堪施。

茵陈丸

茵陈丸用大黄硝，鳖甲常山巴豆邀，
杏仁栀豉蜜丸服，汗吐下兼三法超，
时气毒疠及疟痢，一丸两服量病调。

大羌活汤

大羌活汤即九味，己独知连白术暨，
散热培阴表里和，伤寒两感差堪慰。

七、消补之剂

平胃散

平胃散是苍术朴，陈皮甘草四般药，
除湿散满驱瘴岚，调胃诸方从此扩，
或合二陈或五苓，硝黄麦曲均堪着，
若合小柴名柴平，煎加姜枣能除疟，
又不换金正气散，即是此方加夏藿。

保和丸

保和神曲与山楂，苓夏陈翘菔子加，
曲糊为丸麦汤下，亦可方中用麦芽，
大安丸内加白术，消中兼补效堪夸。

健脾丸

健脾参术与陈皮，枳实山楂麦蘖随，
曲糊作丸米饮下，消补兼行胃弱宜，
枳术丸亦消兼补，荷叶烧饭上升奇。

参苓白术散

参苓白术扁豆陈，山药甘莲砂薏仁，
桔梗上浮兼保肺，枣汤调服益脾神。

枳实消痞丸

枳实消痞四君全，麦芽夏曲朴姜连，
蒸饼糊丸消积满，清热破结补虚痊。

鳖甲饮子

鳖甲饮子治疟母，甘草芪术芍芎偶，
草果槟榔厚朴增，乌梅姜枣同煎服。

葛花解酲汤

葛花解酲香砂仁，二苓参术蔻青陈，
神曲干姜兼泽泻，温中利湿酒伤珍。

八、理气之剂

补中益气汤

补中益气芪术陈，升柴参草当归身，
虚劳内伤功独擅，亦治阳虚外感因，
木香苍术易白术，调中益气畅脾神。

乌药顺气汤

乌药顺气芎芷姜，橘红枳桔及麻黄，
僵蚕炙草姜煎服，中气厥逆此方详。

越鞠丸

越鞠丸治六般郁，气血痰火湿食因，
芎苍香附兼栀曲，气畅郁舒痛闷伸，
又六郁汤苍芎附，甘苓橘半栀砂仁。

苏子降气汤

苏子降气橘半归，前胡桂朴草姜依，
下虚上盛痰嗽喘，亦有加参贵合机。

四七汤

四七汤理七情气，半夏厚朴茯苓苏，
姜枣煎之舒郁结，痰涎呕痛尽能纾，
又有局方名四七，参桂夏草妙更殊。

四磨汤

四磨亦治七情侵，人参乌药及槟沉，
浓磨煎服调逆气，实者枳壳易人参，
去参加入木香枳，五磨饮子白酒斟。

旋覆代赭汤

旋覆代赭用人参，半夏甘姜大枣临，
重以镇逆咸软痞，痞硬噫气力能禁。

正气天香散

绀珠正气天香散，香附干姜苏叶陈，
乌药舒郁兼除痛，气行血活经自匀。

橘皮竹茹汤

橘皮竹茹治呕呃，参甘半夏枇杷麦，
赤茯再加姜枣煎，方由金匮此方辟。

丁香柿蒂汤

丁香柿蒂人参姜，呃逆因寒中气戕，
济生香蒂仅二味，或加竹橘用皆良。

定喘汤

定喘白果与麻黄，款冬半夏白皮桑，
苏杏黄芩兼甘草，肺寒膈热喘哮尝。

苏合香丸

苏合香丸麝息香，木丁熏陆气同芳，
犀冰白术沉香附，衣用朱砂中恶尝。

瓜蒌薤白汤

瓜蒌薤白治胸痹，益以白酒温肺气，
加夏加朴枳桂枝，治法稍殊名亦异。

丹参饮

丹参饮里用檀砂，心胃诸痛效验赊，
百合汤中乌药佐，专除郁气不须夸，
圣惠更有金铃子，酒下延胡均可嘉。

九、理血之剂

四物汤

四物地芍与归芎，血家百病此方通，
八珍合入四君子，气血双疗功独崇，
再加黄芪与肉桂，十全大补补方雄，
十全除却芪地草，加粟煎之名胃风。

人参养营（荣）汤

人参养营即十全，除却川芎五味联，
陈皮远志加姜枣，肺脾气血补方先。

归脾汤

归脾汤用术参芪，归草茯神远志随，
酸枣木香龙眼肉，煎加姜枣益心脾，
怔忡健忘俱可却，肠风崩漏总能医。

养心汤

养心汤用草芪参，二茯芎归柏子寻，
夏曲远志兼桂味，再加酸枣总宁心。

当归四逆汤

当归四逆桂枝芍，细辛甘草木通着，
再加大枣治阴厥，脉细阳虚由血弱，
内有久寒加姜茱，发表温中通经脉，
不用附子及干姜，助阳过剂阴反灼。

桃仁承气汤

桃仁承气五般奇，甘草硝黄并桂枝，
热结膀胱少腹胀，如狂蓄血最相宜。

犀角地黄汤

犀角地黄芍药丹，血升胃热火邪干，
斑黄阳毒皆堪治，或益柴芩总伐肝。

咳血方

咳血方中诃子收，瓜蒌海石山栀投，
青黛蜜丸口噙化，咳嗽痰血服之瘳。

秦艽白术丸

秦艽白术丸东垣，归尾桃仁枳实攒，
地榆泽泻皂角子，糊丸血痔便艰难，
仍有苍术防风剂，润血疏血燥湿安。

槐花散

槐花散用治肠风，侧柏黑荆枳壳充，
为末等分米饮下，宽肠凉血逐风功。

小蓟饮子

小蓟饮子藕蒲黄，木通滑石生地襄，
归草黑栀淡竹叶，血淋热结服之良。

四生丸

四生丸用三般叶，侧柏艾荷生地协，
等分生捣如泥煎，血热妄行止衄惬。

复元活血汤

复元活血汤柴胡，花粉当归山甲入，
桃仁红花大黄草，损伤瘀血酒煎祛。

黄土汤

黄土汤将远血医，胶芩地术附甘随，
更知赤豆当归散，近血服之效亦奇。

黑地黄丸

黑地黄丸用地黄，还同苍术味干姜，
多时便血脾虚陷，燥湿滋阴两擅长。

血府逐瘀汤

血府逐瘀归地桃，红花枳壳膝芎饶，
柴胡赤芍甘桔梗，血化下行不作劳。

少腹逐瘀汤

少腹逐瘀芎炮姜，元胡灵脂芍茴香，
蒲黄肉桂当没药，调经止痛是良方。

补阳还五汤

补阳还五赤芍芎，归尾通经佐地龙，
四两黄芪为主药，血中瘀滞用桃红。

十、祛风之剂

小续命汤

小续命汤桂附芎，麻黄参芍杏防风，
黄芩防已兼甘草，六经风中此方通。

大秦艽汤

大秦艽汤羌独防，芎芷辛芩二地黄，
石膏归芍苓甘术，风邪散见可通尝。

三生饮

三生饮用乌附星，三皆生用木香听，
加参对半扶元气，卒中痰迷服此灵，
星香散亦治卒中，体肥不渴邪在经。

地黄饮子

地黄饮子山茱斛，麦味菖蒲远志茯，
苁蓉桂附巴戟天，少入薄荷姜枣服，
喑厥风痱能治之，虚阳归肾阴精足。

独活汤

独活汤中羌独防，芎归辛桂参夏菖，
茯神远志白薇草，瘛瘲昏愦力能匡。

顺风匀气散

顺风匀气术乌沉，白芷天麻苏叶参，
木瓜甘草青皮合，喎僻偏枯口舌喑。

上中下通用痛风方

黄柏苍术天南星，桂枝防己及威灵，
桃仁红花龙胆草，羌芷川芎神曲停，
痛风湿热与痰血，上中下通用之听。

独活寄生汤

独活寄生艽防辛，芎归地芍桂苓均，
杜仲牛膝人参草，冷风顽痹屈能伸，
若去寄生加芪续，汤名三痹古方珍。

消风散

消风散内羌防荆，芎朴参苓陈草并，
僵蚕蝉蜕藿香入，为末茶调或酒行，
头痛目昏项背急，顽麻瘾疹服之清。

川芎茶调散

川芎茶调散荆防，辛芷薄荷甘草羌，
目昏鼻塞风攻上，正偏头痛悉能康，
方内若加僵蚕菊，菊花茶调用亦臧。

清空膏

清空芎草柴芩连，羌防升之入顶巅，
为末茶调如膏服，正偏头痛一时蠲。

人参荆芥散

人参荆芥散熟地，防风柴枳芎归比，
酸枣鳖羚桂术甘，血风劳作风虚治。

资寿解语汤

资寿解语汤用羌，专需竹沥佐生姜，
防风桂附羚羊角，酸枣麻甘十味详。

小活络丹

小活络丹用二乌，地龙乳没胆星俱，
中风手足皆麻木，痰湿流连一服驱，
大活络丹多味益，恶风大症此方需。

羚角钩藤汤

俞氏羚羊钩藤汤，桑叶菊花鲜地黄，
芍草茯神川贝茹，凉肝增液定风方。

镇肝熄风汤

张氏镇肝熄风汤，龙牡龟牛制亢阳，
代赭天冬元芍草，茵陈川楝麦芽襄，
痰多加用胆星好，尺脉虚浮萸地匡，
加入石膏清里热，便溏龟赭易脂良。

十一、祛寒之剂

理中汤

理中汤主理中乡，甘草人参术黑姜，
呕利腹痛阴寒盛，或加附子总回阳。

真武汤

真武汤壮肾中阳，茯苓术芍附生姜，
少阴腹痛有水气，悸眩瞤惕保安康。

四逆汤

四逆汤中姜附草，三阴厥逆太阳沉，
或益姜葱参芍桔，通阳复脉力能任。

白通加猪胆汁汤

白通加尿猪胆汁，干姜附子兼葱白，
热因寒用妙义深，阴盛格阳厥无脉。

吴茱萸汤

吴茱萸汤人参枣，重用生姜温胃好，
阳明寒呕少阴利，厥阴头痛皆能保。

益元汤

益元艾附与干姜，麦味知连参草将，
姜枣葱煎入童便，内寒外热名戴阳。

回阳救急汤

回阳救急用六君，桂附干姜五味群，
加麝三厘或胆汁，三阴寒厥见奇勋。

四神丸

四神故纸吴茱萸，肉蔻五味四般须，
大枣百枚姜八两，五更肾泻火衰扶。

厚朴温中汤

厚朴温中陈草苓，干姜草蔻木香停，
煎服加姜治腹痛，虚寒胀满用皆灵。

导气汤

寒疝痛用导气汤，川楝茴香与木香，
吴茱萸以长流水，散寒通气和小肠。

疝气方

疝气方用荔枝核，栀子山楂枳壳益，
再入吴茱暖厥阴，长流水煎疝痛释。

橘核丸

橘核丸中川楝桂，朴实延胡藻带昆，
桃仁二木酒糊合，㿗疝痛顽盐酒吞。

参附汤

参附汤疗汗自流，肾阳脱汗此方求，
卫阳不固须芪附，郁遏脾阳术附投。

天台乌药散

天台乌药木茴香，川楝槟榔巴豆姜，
再用青皮为细末，一钱酒下痛疝尝。

黑锡丹

黑锡丹能镇肾寒，硫黄入锡结成团，
胡芦故纸茴沉木，桂附金铃肉蔻丸。

浆水散

浆水散中用地浆，干姜附桂与良姜，
再加甘草同半夏，吐泻身凉立转阳。

十二、祛暑之剂

三物香薷饮

三物香薷豆朴先，若云热盛加黄连，
或加苓草名五物，利湿祛暑木瓜宣，
再加参芪与陈术，兼治内伤十味全，
二香合入香苏饮，仍有藿薷香葛传。

清暑益气汤

清暑益气参草芪，当归麦味青陈皮，
曲柏葛根苍白术，升麻泽泻姜枣随。

缩脾饮

缩脾饮用清暑气，砂仁草果乌梅暨，
甘草葛根扁豆加，吐泻烦渴温脾胃，
古人治暑多用温，暑为阴证此所谓，
大顺杏仁姜桂甘，散寒燥湿斯为贵。

生脉散

生脉麦味与人参，保肺清心治暑淫，
气少汗多兼口渴，病危脉绝急煎斟。

六一散

六一滑石同甘草，解肌行水兼清燥，
统治表里及三焦，热渴暑烦泻痢保，
益元碧玉与鸡苏，砂黛薄荷加之好。

十三、利湿之剂

五苓散

五苓散治太阳腑，白术泽泻猪茯苓，
膀胱化气添官桂，利便消暑烦渴清，
除桂名为四苓散，无寒但渴服之灵，
猪苓汤除桂与术，加入阿胶滑石停，
此为和湿兼泻热，疸黄便闭渴呕宁。

小半夏加茯苓汤

小半夏加茯苓汤，行水散痞有生姜，
加桂除夏治悸厥，茯苓甘草汤名彰。

肾着汤

肾着汤内用干姜，茯苓甘草白术襄，
伤湿身痛与腰冷，亦名干姜苓术汤，
黄芪防己除姜茯，术甘姜枣共煎尝，
此治风水与诸湿，身重汗出服之良。

舟车丸

舟车牵牛及大黄，遂戟芫花又木香，
青皮橘皮加轻粉，燥实阳水却相当。

疏凿饮子

疏凿槟榔及商陆，苓皮大腹同椒目，
赤豆艽羌泻木通，煎益姜皮阳水服。

实脾饮

实脾苓术与木瓜，甘草木香大腹加，
草蔻附姜兼厚朴，虚寒阴水效堪夸。

五皮饮

五皮饮用五般皮，陈茯姜桑大腹奇，
或用五加易桑白，脾虚肤胀此方司。

羌活胜湿汤

羌活胜湿羌独芎，甘蔓藁木与防风，
湿气在表头腰重，发汗升阳有异功，
风能胜湿升能降，不与行水渗湿同，
若除独活芎蔓草，除湿升麻苍术充。

大橘皮汤

大橘皮汤治湿热，五苓六一二方缀，
陈皮木香槟榔增，能消水肿及泄泻。

茵陈蒿汤

茵陈蒿汤治疸黄，阴阳寒热细推详，
阳黄大黄栀子入，阴黄附子与干姜，
亦有不用茵陈者，仲景柏皮栀子汤。

八正散

八正木通与车前，萹蓄大黄滑石研，
草梢瞿麦兼栀子，煎加灯草痛淋蠲。

萆解分清饮

萆解分清石菖蒲，草梢乌药益智俱，
或益茯苓盐煎服，通心固肾浊精驱，
缩泉益智同乌药，山药糊丸便数需。

当归拈痛汤

当归拈痛羌防升，猪泽茵陈芩葛朋，
二术苦参知母草，疮疡湿热服皆应。

五淋散

五淋散用草栀仁，归芍茯苓亦共珍，
气化原由阴以育，调行水道妙通神。

三仁汤

三仁杏蔻薏苡仁，朴夏白通滑竹伦，
水用甘澜扬百遍，湿温初起法堪遵。

甘露消毒丹

甘露消毒蔻藿香，茵陈滑石木通草，
芩翘贝母射干薄，暑疫湿温为末尝。

鸡鸣散

鸡鸣散是绝奇方，苏叶茱萸桔梗姜，
瓜橘槟榔煎冷服，肿浮脚气效彰彰。

中满分消汤

中满分消泊朴乌，归萸麻夏荜升胡，
香姜草果参芪泽，连柏苓青益智需，
丸用芩连砂朴实，夏陈知泽草姜俱，
二苓参术姜黄合，丸热汤寒治各殊。

二妙丸

二妙丸中苍柏煎，若云三妙膝须添，
痿痹足疾堪多服，湿热全除病自痊。

十四、润燥之剂

炙甘草汤

炙甘草汤参姜桂，麦冬生地大麻仁，
大枣阿胶加酒服，虚劳肺痿效如神。

滋燥养营汤

滋燥养营两地黄，芩甘归芍及艽防，
爪枯肤燥兼风秘，火燥金伤血液亡。

活血润燥生津饮

活血润燥生津饮，二冬熟地兼瓜蒌，
桃仁红花及归芍，利秘通幽善泽枯。

韭汁牛乳饮

韭汁牛乳反胃滋，养营散瘀润肠奇，
五汁安中姜梨藕，三般加入用随宜。

润肠丸

润肠丸用归尾羌，桃仁麻仁及大黄，
或加艽防皂角子，风秘血秘善通肠。

通幽汤

通幽汤中二地俱，桃仁红花归草濡，
升麻升清以降浊，噎塞便秘此方需，
有加麻仁大黄者，当归润肠汤名殊。

搜风顺气丸

搜风顺气大黄蒸，郁李麻仁山药增，
防独车前及槟枳，菟丝牛膝山茱仍，
中风风秘及气秘，肠风下血总堪凭。

消渴方

消渴方中花粉连，藕汁地汁牛乳研，
或加姜蜜为膏服，泻火生津益血痊。

白茯苓丸

白茯苓丸治肾消，花粉黄连萆薢调，
二参熟地覆盆子，石斛蛇床膍胵要。

猪肾荠苨汤

猪肾荠苨参茯神，知芩葛草石膏因，
磁石天花同黑豆，强中消渴此方珍。

地黄饮子

地黄饮子参芪草，二地二冬枇斛参，
泽泻枳实疏二腑，躁烦消渴血枯含。

酥蜜膏酒

酥蜜膏酒用饴糖，二汁百部及生姜，
杏枣补脾兼润肺，声嘶气惫酒喝尝。

清燥汤

清燥二术与黄芪，参苓连柏草陈皮，
猪泽升麻五味曲，麦冬归地痿方推。

沙参麦冬饮

沙参麦冬饮豆桑，玉竹甘花共和方，
秋燥耗伤肺胃液，苔光干咳此堪尝。

清燥救肺汤

清燥救肺参草杷，石膏胶杏麦芝麻，
经霜收下干桑叶，解郁滋干效可夸。

琼玉膏

琼玉膏中生地黄，参苓白蜜炼膏尝，
肺枯干咳虚劳症，金水相滋效倍彰。

黄连阿胶汤

黄连阿胶鸡子黄，芍药黄芩合自良，
更有驻车归醋用，连胶姜炭痢阴伤。

滋肾通关丸

滋肾通关桂柏知，溺癃不渴下焦医，
大补阴丸除肉桂，地龟猪髓合之宜。

增液汤

增液汤中参地冬，鲜乌或入润肠通，
黄龙汤用大承气，甘桔参归妙不同。

十五、泻火之剂

黄连解毒汤

黄连解毒汤四味，黄柏黄芩栀子备，
躁狂大热呕不眠，吐衄斑黄均可使，
若云三黄石膏汤，再加麻黄及淡豉，
此为伤寒温毒盛，三焦表里相兼治，
栀子金花加大黄，润肠泻热真堪倚。

附子泻心汤

附子泻心用三黄，寒加热药以维阳，
痞乃热邪寒药治，恶寒加附治相当，
大黄附子汤同意，温药下之妙异常。

半夏泻心汤

半夏泻心黄连芩，干姜甘草与人参，
大枣和之治虚痞，法在降阳而和阴。

白虎汤

白虎汤用石膏偎，知母甘草粳米陪，
亦有加入人参者，躁烦热渴舌生苔。

竹叶石膏汤

竹叶石膏汤人参，麦冬半夏竹叶灵，
甘草生姜兼粳米，暑烦热渴脉虚寻。

升阳散火汤

升阳散火葛升麻，羌独防风参芍侪，
生炙二草加姜枣，阳经火郁发之佳。

凉膈散

凉膈硝黄栀子翘，黄芩甘草薄荷饶，
竹叶蜜煎疗膈上，中焦燥实服之消。

清心莲子饮

清心莲子石莲参，地骨柴胡赤茯苓，
芪草麦冬车前子，躁烦消渴及崩淋。

甘露饮

甘露两地与茵陈，芩枳枇杷石斛伦，
甘草二冬平胃热，桂苓犀角可加均。

清胃散

清胃散用升麻连，当归生地牡丹全，
或益石膏平胃热，口疮吐衄及牙宣。

泻黄散

泻黄甘草与防风，石膏栀子藿香充，
炒香蜜酒调和服，胃热口疮并见功。

钱乙泻黄散

钱乙泻黄升防芷，芩夏石斛同甘枳，
亦治胃热及口疮，火郁发之斯为美。

泻白散

泻白桑皮地骨皮，甘草粳米四般宜，
参茯知芩皆可入，肺炎喘嗽此方施。

泻青丸

泻青丸用龙胆栀，下行泻火大黄资，
羌防升上芎归润，火郁肝经用此宜。

龙胆泻肝汤

龙胆泻肝栀芩柴，生地车前泽泻偕，
木通甘草当归合，肝经湿热力能排。

当归龙荟丸

当归龙荟用四黄，龙胆芦荟木麝香，
黑栀青黛姜汤下，一切肝火尽能攘。

左金丸

左金茱连六一丸，肝经火郁吐吞酸，
再加芍药名戊己，热泻热痢服之安，
连附六一治胃痛，寒因热用理一般。

导赤散

导赤生地与木通，草梢竹叶四般攻，
口糜淋痛小肠火，引热同归小便中。

清骨散

清骨散用银柴胡，胡连秦艽鳖甲符，
地骨青蒿知母草，骨蒸劳热保无虞。

普济消毒饮

普济消毒芩连鼠，玄参甘桔蓝根侣，
升柴马勃连翘陈，僵蚕薄荷为末咀，
或加人参及大黄，大头天行力能御。

清震汤

清震汤治雷头风，升麻苍术两般充，
荷叶一枚升胃气，邪从上散不传中。

桔梗汤

桔梗汤中用防己，桑皮贝母瓜蒌子，
甘枳当归薏杏仁，黄芪百合姜煎此，
肺痈吐脓或咽干，便秘大黄可加使。

清咽太平丸

清咽太平薄荷芎，柿霜甘桔及防风，
犀角蜜丸治膈热，早间咳血颊常红。

消斑青黛饮

消斑青黛栀连犀，知母玄参生地齐，
石膏柴胡人参草，便实参去大黄跻，
姜枣煎加一匙醋，阳邪里实此方稽。

辛夷散

辛夷散里藁防风，白芷升麻与木通，
芎细甘草茶调服，鼻生瘜肉此方攻。

苍耳散

苍耳散中用薄荷，辛荑白芷四般和，
葱茶调服疏肝肺，清升浊降鼻渊瘥。

妙香散

妙散山药与参芪，甘桔二茯远志随，
少佐辰砂木香麝，惊悸郁结梦中遗。

紫雪丹

紫雪犀羚牛朴硝，硝磁寒水滑和膏，
丁沉木麝升玄草，更用赤金法亦超。

至宝丹

至宝朱砂麝息香，雄黄犀角与牛黄，
金银二箔兼龙脑，琥珀还同玳瑁良。

万氏牛黄丸

万氏牛黄丸最精，芩连栀子郁砂并，
或加雄角珠冰麝，退热清心力更宏。

玉女煎

玉女煎中地膝兼，石膏知母麦冬全，
阴虚胃火牙疼效，去膝地生温热痊。

清瘟败毒散

清瘟败毒地连芩，丹石栀甘竹叶寻，
犀角玄翘知芍桔，瘟邪泻毒亦滋阴。

化斑汤

化斑汤用石膏元，粳米甘犀知母存，
或入银丹大青地，温邪斑毒治神昏。

神犀丹

神犀丹内用犀芩，元参菖蒲生地群，
豉粉银翘蓝紫草，温邪暑疫有奇勋。

青蒿鳖甲汤

青蒿鳖甲知地丹，阴分伏热此方攀，
夜热早凉无汗者，从里达表服之安。

十六、除痰之剂

二陈汤

二陈汤用半夏陈，益以茯苓甘草臣，
利气调中兼去湿，一切痰饮此方珍，
导痰汤内加星枳，顽痰胶固力能驯，
若加竹茹与枳实，汤名温胆可宁神，
润下丸仅陈皮草，利气祛痰妙绝伦。

涤痰汤

涤痰汤用半夏星，甘草橘红参茯苓，
竹茹菖蒲兼枳实，痰迷舌强服之醒。

青州白丸子

青州白丸星夏并，白附川乌俱用生，
晒露糊丸姜薄引，风痰瘫痪小儿惊。

清气化痰丸

清气化痰星夏橘，杏仁枳实瓜蒌实，
芩苓姜汁为糊丸，气顺火消痰自失。

顺气消食化痰丸

顺气消食化痰丸，青陈星夏菔苏攒，
曲麦山楂葛杏附，蒸饼为糊姜汁抟。

礞石滚痰丸

滚痰丸用青礞石，大黄黄芩沉水香，
百病多因痰作祟，顽痰怪症力能匡。

金沸草散

金沸草散前胡辛，半夏荆甘赤茯因，
煎加姜枣除痰嗽，肺感风寒头目颦，
局方不用细辛茯，加入麻黄赤芍均。

半夏天麻白术汤

半夏天麻白术汤，参芪橘柏及干姜，
苓泻麦芽苍术曲，太阴痰厥头痛良。

常山饮

常山饮中知贝取，乌梅草果槟榔聚，
姜枣酒水煎露之，劫痰截疟功堪诩。

截疟七宝饮

截疟七宝常山果，槟榔朴草青陈伙，
水酒合煎露一宵，阳经实疟服之妥。

三子养亲汤

三子养亲痰火方，芥苏莱菔共煎汤，
外台别有茯苓饮，参术陈姜枳实尝。

指迷茯苓丸

指迷茯苓丸最精，风化芒硝枳半并，
臂痛难移脾气阻，停痰伏饮有嘉名。

紫金锭

紫金锭用麝朱雄，慈戟千金五倍同，
太乙玉枢名又别，祛痰逐秽及惊风。

小陷胸汤

小陷胸汤连夏蒌，宽胸开结涤痰周，
邪深大陷胸汤治，甘遂硝黄一泻柔，
大陷胸丸加杏葶，项强柔痉病能休。

十枣汤

十枣汤中遂戟花，强人伏饮效堪夸，
控涎丹用遂戟芥，葶苈大枣亦可嘉。

千金苇茎汤

千金苇茎生薏仁，瓜瓣桃仁四味邻，
吐咳肺痈痰秽浊，凉营清气自生津。

苓桂术甘汤

苓桂术甘痰饮尝，和之温药四般良，
雪羹定痛化痰热，海蜇荸荠共合方。

金水六君煎

金水六君用二陈，再加熟地与归身，
别称神术丸苍术，大枣芝麻停饮珍。

止嗽散

止嗽散中用白前，陈皮桔梗草荆添，
紫菀百部同蒸用，感冒咳嗽此方先。

十七、收涩之剂

金锁固精丸

金锁固精芡莲须，龙骨蒺藜牡蛎需，
莲粉糊丸盐酒下，涩精秘气滑遗无。

茯菟丹

茯菟丹疗精滑脱，菟苓五味石莲末，
酒煮山药为糊丸，亦治强中及消渴。

治浊固本丸

治浊固本莲蕊须，砂仁连柏二苓俱，
益智半夏同甘草，清热利湿固兼驱。

诃子散

诃子散用治寒泻，炮姜粟壳橘红也，
河间木香诃草连，仍用术芍煎汤下，
二者药异治略同，亦主脱肛便血者。

桑螵蛸散

桑螵蛸散治便数，参茯龙骨同龟壳，
菖蒲远志及当归，补肾宁心健忘觉。

真人养脏汤

真人养脏诃粟壳，肉蔻当归桂木香，
术芍参甘为涩剂，脱肛久痢早煎尝。

当归六黄汤

当归六黄治汗出，芪柏芩连生熟地，
泻火固表复滋阴，加麻黄根功更异，
或云此药太苦寒，胃弱气虚在所忌。

柏子仁丸

柏子仁丸人参术，麦麸牡蛎麻黄根，
再加半夏五味子，阴虚盗汗枣丸吞。

牡蛎散

阳虚自汗牡蛎散，黄芪浮麦麻黄根，
扑法芎藁牡蛎粉，或将龙骨牡蛎扪。

桃花汤

桃花汤用石脂宜，粳米干姜共用之，
为涩虚寒少阴利，热邪滞下切难施。

济生乌梅丸

济生乌梅与僵蚕，共末为丸好醋参，
便血淋漓颇难治，醋吞惟有此方堪。

封髓丹

失精梦遗封髓丹，砂仁黄柏草和丸，
大封大固春常在，巧夺先天报自安。

十八、杀虫之剂

乌梅丸

乌梅丸用细辛桂，人参附子椒姜继，
黄连黄柏及当归，温脏安蛔寒厥剂。

化虫丸

化虫鹤虱及使君，槟榔芜荑苦楝群，
白矾胡粉糊丸服，肠胃诸虫永绝氛。

十九、痈疡之剂

真人活命饮

真人活命金银花，防芷归陈草节加，
贝母天花兼乳没，穿山角刺酒煎嘉，
一切痈疽能溃散，溃后忌服用毋差，
大黄便实可加使，铁器酸物勿沾牙。

金银花酒

金银花酒加甘草，奇疡恶毒皆能保，
护膜须用蜡矾丸，二方均是疡科宝。

托里十补散

托里十补参芪芎，归桂白芷及防风，
甘桔厚朴酒调服，痈疡脉弱赖之充。

托里温中汤

托里温中姜附羌，茴木丁沉共四香，
陈皮益智兼甘草，寒疡内陷呕泻良。

托里定痛汤

托里定痛四物兼，乳香没药桂心添，
再加蜜炒罂粟壳，溃疡虚痛去如拈。

散肿溃坚汤

散肿溃坚知柏连，花粉黄芩龙胆宣，
升柴翘葛兼甘桔，归芍棱莪昆布全。

醒消丸

醒消乳没麝雄黄，专为大痈红肿尝，
每服三钱陈酒化，醉眠取汗是良方。

小金丹

小金专主治阴疽，鳖麝乌龙灵乳储，
黑炭胶香归没药，阴疮流注乳癌除。

梅花点舌丹

梅花点舌用三香，冰片硼珠朱二黄，
没药煎葶蟾血竭，一丸酒化此方良。

保安万灵丹

万灵归术与三乌，辛草荆防芎活俱，
天斛雄麻全蝎共，阴疽鹤膝湿痹须。

六神丸

六神丸治烂喉痧，每服十丸效可夸，
珠粉腰黄冰片麝，牛黄还与蟾酥加。

阳和汤

阳和汤法解寒凝，外症虚寒色属阴，
熟地鹿胶姜炭桂，麻黄白芥草相承。

二十、经产之剂

妊娠六合汤

海藏妊娠六合汤，四物为君妙义长，
伤寒表虚地骨桂，表实细辛兼麻黄，
少阳柴胡黄芩入，阳明石膏知母藏，
小便不利加苓泻，不眠黄芩栀子良，
风湿防风与苍术，温毒发斑升翘长，
胎动血漏名胶艾，虚痞朴实颇相当，
脉沉寒厥亦桂附，便秘蓄血桃仁黄，
安胎养血先为主，余因各症细参详，
后人法此治经水，过多过少别温凉，
温六合汤加芩术，色黑后期连附商，
热六合汤栀连益，寒六合汤加附姜，
气六合汤加陈朴，风六合汤加艽羌，
此皆经产通用剂，说与时师好审量。

胶艾汤

胶艾汤中四物先，阿胶艾叶甘草全，
妇人良方单胶艾，胎动血漏腹痛痊，
胶艾四物加香附，方名妇宝调经专。

当归散

当归散益妇人妊，术芍芎归及子芩，
安胎养血宜常服，产后胎前功效深。

黑神散

黑神散中熟地黄，归芍甘草桂炮姜，
蒲黄黑豆童便酒，消瘀下胎痛逆忘。

清魂散

清魂散用泽兰叶，人参甘草川芎协，
荆芥理血兼祛风，产中昏晕神魂帖。

羚羊角散

羚羊角散杏薏仁，防独芎归又茯神，
酸枣木香和甘草，子痫风中可回春。

当归生姜羊肉汤

当归生姜羊肉汤，产后腹痛蓐劳匡，
亦有加入参芪者，千金四物甘桂姜。

达生散

达生紫苏大腹皮，参术甘陈归芍随，
再加葱叶黄杨脑，孕妇临盆先服之，
若将川芎易白术，紫苏饮子子悬宜。

参术饮

妊娠转胞参术饮，芎芍当归熟地黄，
炙草陈皮兼半夏，气升胎举自如常。

牡丹皮散

牡丹皮散延胡索，归尾桂心赤芍药，
牛膝棱莪酒水煎，气行瘀散血瘕削。

固经丸

固经丸用龟甲君，黄柏樗皮香附群，
黄芩芍药酒丸服，漏下崩中色黑殷。

柏子仁丸

柏子仁丸熟地黄，牛膝续断泽兰芳，
卷柏加之通血脉，经枯血少肾肝匡。

交加散

交加散用姜地捣，二汁交拦各自妙，
姜不辛散地不寒，产后伏热此为宝。

白术散

白术散中用四皮，姜陈苓腹五般奇，
妊娠水肿肢浮胀，子肿病名此可医。

竹叶汤

竹叶汤能台子烦，人参芩麦茯苓存，
有痰竹沥宜加入，胆怯闷烦自继根。

紫菀汤

紫菀汤方治子嗽，天冬甘桔杏桑会，
更加蜂蜜竹茹煎，孕妇咳逆此为最。

失笑散

失笑蒲黄及五灵，晕平痛止积无停，
山楂二两便糖入，独圣功同更守经。

如圣散

如圣乌梅棕炭姜，三般皆煅漏崩良，
升阳举经姜栀芍，加入补中益气尝。

生化汤

生化汤宜产后尝，归芎桃草炮姜良，
倘因乳少猪蹄用，通草同煎亦妙方。

保产无忧方

保产无忧芎芍归，荆羌芪朴菟丝依，
枳甘贝母姜蕲艾，功效称奇莫浪讥。

泰山磐石饮

泰山磐石八珍全，去茯加芪芩断联，
再益砂仁及糯米，妇人胎动可安痊。

抵当丸

抵当丸用桃仁黄，水蛭虻虫共合方，
蓄血胞宫少腹痛，破坚非此莫相当。

安胎饮子

安胎饮子建莲先，青苎还同糯米煎，
神造汤中须蟹爪，阿胶生草保安全。

固冲汤

固冲汤中芪术龙，牡蛎海蛸五倍同，
茜草山萸棕炭芍，益气止血治血崩。

附（一）便用杂方

望梅丸

望梅丸用盐梅肉，苏叶薄荷与柿霜，
茶末麦冬糖共捣，旅行赍服胜琼浆。

软脚散

软脚散中芎芷防，细辛四味碾如霜，
轻撒鞋中行远道，足无箴疮汗皆香。

附（二）幼科

回春丹

回春丹用附雄黄，冰麝羌防蛇蝎襄，
朱贝竺黄天胆共，犀黄蚕草钩藤良。

抱龙丸

抱龙星麝竺雄黄，加入辰砂痰热尝，
琥珀抱龙星草枳，苓怀参竺箔朱香，
牛黄抱龙星辰蝎，苓竺腰黄珀麝僵，
明眼三方凭选择，急惊风发保平康。

肥儿丸

肥儿丸用术参甘，麦曲荟苓楂二连，
更合使君研细末，为丸儿服自安然，
验方别用内金朴，苓术青陈豆麦联，
槟曲蟾虫连楂合，砂仁加入积消痊。

八珍糕

八珍糕与小儿宜，参术苓陈豆薏依，
怀药欠莲糯粳米，健脾益胃又何疑。

保赤丹

保赤丹中巴豆霜，朱砂神曲胆星尝，
小儿急慢惊风发，每服三丸自不妨。

《灵枢·经脉》经脉循行

肺手太阴之脉，起于中焦，下络大肠，还循胃口，上膈属肺，从肺系横出腋下，下循臑内，行少阴、心主之前，下肘中，循臂内上骨下廉，入寸口，上鱼，循鱼际，出大指之端。其支者，从腕后直出次指内廉，出其端。

大肠手阳明之脉，起于大指次指之端，循指上廉，出合谷两骨之间，上入两筋之中，循臂上廉，入肘外廉，上臑外前廉，上肩，出髃骨之前廉，上出于柱骨之会上，下入缺盆，络肺，下膈，属大肠。其支者，从缺盆上颈贯颊，入下齿中，还出挟口，交人中，左之右，右之左，上挟鼻孔。

胃足阳明之脉，起于鼻，交頞中，旁约太阳之脉，下循鼻外，上入齿中，还出挟口，环唇，下交承浆，却循颐后下廉，出大迎，循颊车，上耳前，过客主人，循发际，至额颅。其支者，从大迎前下人迎，循喉咙，入缺盆，下膈，属胃络脾。其直者，从缺盆下乳内廉，下挟脐，入气街中。其支者，起于胃口，下循腹里，下至气街中而合。以下髀关，抵伏兔，下膝膑中，下循胫外廉，下足跗，入中指内间。其支者，下廉三寸而别，下入中指外间。其支者，别跗上，入大指间，出其端。

脾足太阴之脉，起于大指之端，循指内侧白肉际，过核骨后，上内踝前廉，上踹内，循胫骨后，交出厥阴之前，上膝股内前廉，入腹，属脾络胃，上膈挟咽，连舌本，散舌下。其支者，复从胃别，上膈，注心中。

心手少阴之脉，起于心中，出属心系，下膈络小肠。其支者，从心系上挟咽，系目系。其直者，复从心系却上肺，下出腋下，循臑内后廉，行手太阴、心主之后，下肘内，循臂内后廉，抵掌后锐骨之端，入掌内后廉，循小指之内出其端。

小肠手太阳之脉，起于小指之端，循手外侧上腕，出踝中，直上循臂骨下廉，出肘内侧两筋之间，上循臑外后廉，出肩解，绕肩胛，交肩上，入缺盆，络心，循咽，下膈，抵胃，属小肠。其支者，从缺盆循颈上颊，至目锐眦，却入耳中。其支者，别颊、上䪼，抵鼻，至目内眦，斜络于颧。

膀胱足太阳之脉，起于目内眦，上额交巅。其支者，从巅至耳上角。其直者，从巅入络脑，还出别下项，循肩髆内，挟脊抵腰中，入循膂，络肾属膀胱。其支者，从腰中下挟脊，贯臀入腘中。其支者，从髆内左右，别下贯胛，挟脊内，过髀枢，循髀外，从后廉，下合腘中，以下贯踹内，出外踝之后，循京骨，至小指外侧。

肾足少阴之脉，起于小指之下，邪趋足心，出于然谷之下，循内踝之后，别入跟中，以上踹内，出腘内廉，上股内后廉，贯脊属肾，络膀胱。其直者，从肾上贯肝膈，入肺中，循喉咙，挟舌本。其支者，从肺出络心，注胸中。

心主手厥阴心包络之脉，起于胸中，出属心包络，下膈，历络三焦。其支者，循胸中出胁，下腋三寸，上抵腋下，循臑内，行太阴、少阴之间，入肘中，下臂，行两筋之间，入掌中，循中指出其端。其支者，别掌中，循小指次指出其端。

三焦手少阳之脉，起于小指次指之端，上出两指之间，循手表腕，出臂外两骨之间，上贯肘，循臑外上肩，而交出足少阳之后，入缺盆，布膻中，散络心包，下膈，循属三焦。其支者，从膻中上出缺盆，上项系耳后，直上出耳上角，以屈下颊至䪼。其支者，从耳后入耳中，出走耳前，过客主人前，交颊，至目锐眦。

胆足少阳之脉，起于目锐眦，上抵头角，下耳后，循颈，行手少阳之前，至肩上，却交出手少阳之后，入缺盆。其支者，从耳后入耳中，出走耳前，至目锐眦后。其支者，别锐眦，下大迎，合手少阳，抵于䪼，下加颊车，下颈，合缺盆，以下胸中，贯膈，络肝，属胆，循胁里，出气街，绕毛际，横入髀厌中。其直者，从缺盆下腋，循胸，过季胁，下合髀厌中。以下循髀阳，出膝外廉，下外辅骨之前，直下，抵绝骨之端，下出外踝之前，循足跗上，入小指次指之间。其支者，别跗上，入大指之间，循大指歧骨内出其端，还贯爪甲出三毛。

肝足厥阴之脉，起于大指丛毛之际，上循足跗上廉，去内踝一寸，上踝八寸，交出太阴之后，上腘内廉，循股阴，入毛中，过阴器，抵小腹，挟胃，属肝，络胆，上贯膈，布胁肋，循喉咙之后，上入颃颡，连目系，上出额，与督脉会于巅。其支者，从目系下颊里，环唇内。其支者，复从肝别贯膈，上注肺。

《十四经发挥》经穴歌

手太阴肺经穴歌

手太阴经十一穴，中府云门天府列，
侠白尺泽孔最存，列缺经渠太渊涉，
鱼际少商如韭叶。

手阳明大肠经穴歌

手阳明穴起商阳，二间三间合谷藏，
阳溪偏历历温溜，下廉上廉三里长，
曲池肘髎迎五里，臂臑肩髃巨骨当，
天鼎扶突禾髎接，终以迎香二十穴。

足阳明胃经穴歌

四十五穴足阳明，承泣四白巨髎经，
地仓大迎颊车峙，下关头维人迎对，
水突气舍连缺盆，气户库房屋翳屯，
膺窗乳中下乳根，不容承满梁门起，
关门太乙滑肉门，天枢外陵大巨存，
水道归来气冲次，髀关伏兔走阴市，
梁丘犊鼻足三里，上巨虚连条口位，
下巨虚及至丰隆，解溪冲阳陷谷中，
内庭厉兑经穴终。

足太阴脾经穴歌

二十一穴太阴脾，隐白大都太白抵，
公孙商丘三阴交，漏谷地机阴陵坳，
血海箕门冲门开，府舍腹结大横排，
腹哀食窦连天溪，胸乡周容大包随。

手少阴心经穴歌

九穴心经手少阴，极泉青灵少海深，
灵道通里阴郄邃，神门少府少冲寻。

手太阳小肠经穴歌

手太阳穴一十九，少泽前谷后溪偶，
腕骨阳谷可养老，支正小海肩贞走，
臑俞天宗及秉风，曲垣肩外复肩中，
天窗天容上颧髎，却入耳中循听宫。

足太阳膀胱经穴歌

足太阳穴六十三，睛明攒竹曲差参，
五处承光上通天，络却玉枕天柱崭，
大杼风门引肺俞，厥阴心俞膈俞注，
肝俞胆俞脾俞同，胃俞三焦肾俞中，
大肠小肠膀胱俞，中膂白环两俞腧，
自从大杼至白环，相去脊中三寸间，
上髎次髎中复下，会阳承扶殷门亚，
浮郄委阳委中罅，膊内挟脊附分当，
太阳行背第三行，魄户膏肓与神堂，
譩譆膈关魂门旁，阳纲意舍仍胃仓，
肓门志室胞之肓，二十椎下秩边藏，
合腘以下合阳是，承筋承山居其次，
飞阳跗阳泊昆仑，仆参申脉连金门，
京骨束骨又通谷，小趾外侧至阴续。

足少阴肾经穴歌

足少阴穴二十七，涌泉然谷太溪溢，
大钟照海通水泉，复溜交信筑宾连，
阴谷横骨至大赫，气穴四满中注立，
肓俞商曲石关蹲，阴都通谷幽门僻，
步廊神封灵墟位，神藏彧中俞府既。

手厥阴心包经穴歌

九穴心包手厥阴，天池天泉曲泽深，
郄门间使内关对，大陵劳宫中冲备。

手少阳三焦经穴歌

二十三穴手少阳，关冲液门中渚傍，
阳池外关支沟会，会宗三阳四渎配，
天井合去清冷渊，消泺臑会肩髎偏，
天髎天牖同翳风，瘈脉颅息角孙通，
耳门和髎丝竹空。

足少阳胆经穴歌

少阳足经瞳子髎，四十三穴行迢迢，
听会客主颔厌集，悬颅悬厘曲鬓翘，
率谷天冲浮白次，窍阴完骨本神企，
阳白临泣开目窗，正营承灵及脑空，
风池肩井渊腋长，辄筋日月京门当，
带脉五枢维道续，居髎环跳下中渎，
阳关阳陵复阳交，外丘光明阳辅高，
悬钟丘墟足临泣，地五侠溪窍阴毕。

足厥阴肝经穴歌

足厥阴经十三穴，起于大敦行间接，
太冲中封注蠡沟，中都膝关曲泉收，
阴包相近走五里，阴廉章门期门启。

督脉经穴歌

督脉行于背中央，二十七穴始长强，
腰俞阳关命门当，悬枢脊中走筋缩，
至阳灵台神道长，身柱陶道大椎俞，
哑门风府连脑户，强间后顶百会前，
前顶囟会上星圆，神庭素髎水沟里，
兑端龈交斯已矣。

任脉经穴歌

任脉中行二十四，起于会阴上曲骨，
中极关元到石门，气海阴交神阙立，
水分下脘循建里，中脘上脘巨阙起，
鸠尾中庭膻中萃，玉堂紫宫树华盖，
璇玑天突廉泉清，上颐还以承浆承。

针灸特定穴位歌

井荥输原经合穴歌

少商鱼际与太渊，经渠尺泽肺相连，
商阳二三间合谷，阳溪曲池大肠牵。
隐白大都太白脾，商丘阴陵泉要知，
厉兑内庭陷谷胃，冲阳解溪三里随。
少冲少府属于心，神门灵道少海寻，
少泽前谷后溪腕，阳谷小海小肠经。
涌泉然谷与太溪，复溜阴谷肾所宜，
至阴通谷束京骨，昆仑委中膀胱知。
中冲劳宫心包络，大陵间使传曲泽，
关冲液门中渚焦，阳池支沟天井索。
大敦行间太冲看，中封曲泉属于肝，
窍阴侠溪临泣胆，丘墟阳辅阳陵泉。

八会穴歌

腑会中脘脏章门，筋会阳陵髓绝骨，
骨会大抒气膻中，血会膈俞脉太渊。

八脉交会穴歌

公孙冲脉胃心胸，内关阴维下总同，
临泣胆经连带脉，阳维目锐外关逢，
后溪督脉内眦颈，申脉阳蹻络亦通，
列缺任脉行肺系，阴蹻照海膈喉咙。

四总穴歌

肚腹三里留，腰背委中求，
头项寻列缺，面口合谷收。

十五络穴歌

肺经列缺大偏历，公孙脾络胃丰隆，
通里支正心小肠，飞扬膀胱肾大钟，
心包内关三焦外，胆是光明肝蠡沟，
脾之大络为心包，督脉长强任尾翳。

背俞穴歌

胸三肺俞四厥阴，心五肝九胆十寻，
十一脾俞十二胃，腰一三焦腰二肾，
腰四骶一大小肠，膀胱骶二椎外寻。

下合穴歌

胃经下合三里乡，上下巨虚大小肠，
膀胱当合委中穴，三焦下合属委阳，
胆经之合阳陵泉，腑病用之效必彰。

十二募穴歌

天枢大肠肺中府，关元小肠巨阙心，
中极膀胱京门肾，胆日月肝期门寻，
脾募章门胃中脘，气化三焦石门针，
心包募穴何处取，胸前膻中觅浅深。

十六郄穴歌

郄是孔隙义，本是气血集，病证反映点，临床能救急，
阴郄偏止血，阳郄偏止痛，肺向孔最取，大肠温溜别，
脾属地机穴，胃经是梁丘，心经取阴郄，小肠养老列，
膀胱金门守，肾向水泉施，心包取郄门，三焦会宗持，
胆郄在外丘，肝经中都是，阳维阳交穴，阴维筑宾知，
阳跷跗阳走，阴跷交信期。

附　录

十八反歌

本草明言十八反，
半蒌贝蔹及攻乌，
藻戟芫遂俱战草，
诸参辛芍叛藜芦。

十八反最早见于张子和《儒门事亲》，列述了三组相反药，分别：甘草反甘遂、京大戟、海藻、芫花；乌头（川乌、附子、草乌）反半夏、瓜蒌（全瓜蒌、瓜蒌皮、瓜蒌仁、天花粉）、贝母（川贝、浙贝）、白蔹、白及；藜芦反人参、沙参（南、北）、丹参、玄参、苦参、细辛、芍药（赤芍、白芍）。

十九畏歌

硫黄原是火中精，朴硝一见便相争，
水银莫与砒霜见，狼毒最怕密陀僧，
巴豆性烈最为上，偏与牵牛不顺情，
丁香莫与郁金见，牙硝难合京三棱，
川乌草乌不顺犀，人参最怕五灵脂，
官桂善能调冷气，若逢石脂便相欺。
大凡修合看顺逆，炮爁炙煿莫相依。

十九畏最早见于明朝刘纯《医经小学》列述了九组十九味相反药，具体是：硫黄畏朴硝，水银畏砒霜，狼毒畏密陀僧，巴豆畏牵牛，丁香畏郁金，川乌、草乌畏犀角，牙硝畏三棱，官桂畏石脂，人参畏五灵脂。

妊娠用药禁忌歌

蚖[①]斑[②]水蛭及虻虫，乌头附子配天雄；
野葛水银并巴豆，牛膝薏苡与蜈蚣；
三棱芫花[③]代赭[④]麝，大戟蝉蜕黄雌雄[⑤]；
牙硝芒硝牡丹桂，槐花牵牛皂角同；
半夏南星与通草，瞿麦干姜桃仁通[⑥]；
硇砂干漆蟹爪甲，地胆茅根都失中。

【注释】

①蚖：原尾目昆虫的通称，是一类微小无翅昆虫。同螈，亦指蝾螈，属蝾螈科，以各类昆虫、小鱼或蝌蚪类为食。主要分布在中国中部及东部，是一种体内受精的两栖动物。

②斑：指斑蝥。有很强的肾毒性，属剧毒物品，能分泌被称为斑蝥素的液体，用来防御敌害。

③芫：指芫花。别名药鱼草、老鼠花、闹鱼花、头痛花、闷头花、头痛皮、石棉皮、泡米花、泥秋树、黄大戟、蜀桑、鱼毒。芫花的花冠，性味辛、苦、寒，有毒。

④代赭：即代赭石。

⑤黄雌雄：即雌黄、雄黄。

⑥通：指木通。

【禁忌分类编辑】

（1）绝对禁用的剧毒药：芫青（青娘虫）、斑蝥、天雄、乌头、附子、野葛、水银、巴豆、芫花、大戟、硇砂、地胆、红砒、白砒。

（2）禁用的有毒药：水蛭、虻虫、蜈蚣、雄黄、雌黄、牵牛子、干漆、蟹爪甲、麝香。

（3）慎用药：茅根、木通、瞿麦、通草、薏苡仁、代赭石、芒硝、牙硝、朴硝、桃仁、牡丹皮、三棱、牛膝、干姜、肉桂、生半夏、皂角、生南星、槐花、蝉蜕等。

在实践中还发现下列中药也是孕妇应慎用的：瓜蒂、藜芦、胆矾、郁李仁、蜂蜜、甘遂、赤芍、全蝎、枳实、红花、五灵脂、没药、雪上一枝蒿、莪术、商陆、当归、川芎、丹参、益母草、桃红、血竭、穿山甲、泽兰、乳香、毛冬草、吴茱萸、砂仁、豆蔻、厚朴、木香、枳壳、金铃子、黄莲、栀子、龙胆草、山豆根、大青叶、板蓝根、苦参、丹皮、生地、玄参、紫草、犀角、茅根、槐花、川乌、草乌、延胡索、细辛、白芍、白芷、甘草、酸枣仁、海龙、海马、芦苇、洋金花、天南星、太子参、王不留行、硫黄、樟脑、玄明粉、蟾酥、蜣螂、土鳖虫、红娘云、阿魏、猪牙皂、路路通、八月木、柴胡、天仙子、马鞭草、白附子、麻黄、冬葵子、蓖麻油、番泻叶等。

十问歌

清·陈修园

一问寒热二问汗，三问头身四问便，
五问饮食六问胸，七聋八渴俱当辨，
九问旧病十问因，再兼服药参机变，
妇人尤必问经期，迟速闭崩皆可见，
再添片语告儿科，天花麻疹全占验。

新十问歌

南　征

一问吃饭二喝水，三问拉撒四问睡，
五问活动六情志，七问月事八问痿，
九问旧病十问因，问清寒热阴阳辨，
切脉望舌闻声味，虚实表里精气神。